AF155883

LA SANTÉ EN 3D

SES 3 DIMENSIONS : PHYSIQUE, ÉMOTIONNELLE, SPIRITUELLE

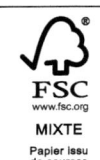

Impression : BoD - Books on Demand, Norderstedt, Allemagne
ISBN : 9782322085446
Dépôt légal : avril 2018

Ghislaine OLIVIER-RESPELIERS

LA SANTÉ EN 3 D

SES 3 DIMENSIONS : PHYSIQUE, ÉMOTIONNELLE, SPIRITUELLE

Edition : Books on Demand

AVANT-PROPOS

A mes chers parents, auxquels je dois la vie et qui m'ont exprimé leur amour en me faisant bénéficier du meilleur.

A mes filles, Florence et Virginie, que j'aime immensément, qui ont donné un sens à ma vie, m'ont enrichie de valeurs, de priorités, de bonheurs intenses et qui ont impulsé en moi l'amour maternel ainsi que l'envie de protection, d'exemple et de sagesse.

A mes gendres, Olivier et John, auxquels je voue admiration et profonde affection.

A mes petits fils, Augustin, Edouard et Gaspard ainsi qu'à mes petits enfants à venir, qui illuminent et enchantent ma vie.

A cet homme délicieux, qui de son regard plein d'amour et de bienveillance m'invite chaque jour à l'émergence de mes plus belles facettes.

A mon âme sœur, qui de son souffle m'a inspiré ce livre.

A Christine, qui m'a éclairée de son expertise professionnelle.

A mes amies et amis, qui m'ont entourée de leur affection et de leur soutien. A tous ceux, qui m'ont enseignée de leurs expériences et de leur savoir et tout particulièrement Alexandre Lucas, à qui je dois le sursaut.

A l'adversité, qui a contribué à ma construction ainsi qu'à l'expression de mon être.

JE DIS MERCI.

« Existe-t-il un bien plus précieux que la santé ? »

Socrate

« Fais du bien à ton corps
pour que ton âme ait envie d'y rester. »

Proverbe indien

INTRODUCTION

L'objectif de ce livre est de redonner de l'équilibre à l'être que nous sommes, en soulageant ses douleurs physiques tout en allégeant ses souffrances émotionnelles et psychiques.

Cette approche se résume essentiellement à la prise de conscience de l'entière responsabilité que nous avons de notre santé, pour en bénéficier pleinement au quotidien. Notre santé dépend essentiellement de nous et non des médecins, desquels nous attendons passivement le remède miracle et contre lesquels nous nous révoltons souvent, faute de résultats satisfaisants.

La santé est, selon moi la résultante des soins réguliers apportés au corps, conjugués à la connaissance de soi ainsi qu'à l'écoute attentive de la partie subtile de l'être, qu'est l'âme.

L'âme, enfouie dans les méandres de l'être profond propose les indications les mieux adaptées à notre parcours d'évolution. Lorsque nous demeurons sourds à notre petite voix intérieure, la Vie nous interpelle par de petits signes de natures variées, s'intensifiant au fil du temps, s'ils ne sont pas compris.

Recouvrer la santé s'accompagne d'une aventure parfois longue, dont le graal est la parfaite expression de soi, dans son authenticité, intégrité, originalité et individualité.

La santé demeure fragile, car elle dépend de l'harmonisation des différents états de l'être : physique, psychique, émotionnel et spirituel. La conception que j'ai de la santé englobe ces dimensions, que je considère non seulement interdépendantes mais indissociables.

La naturopathie, telle que je la vis au quotidien et la pratique lors de mes consultations est la synthèse d'expériences et d'observations, menées depuis de nombreuses années et de formations successives suivies dans les domaines professionnel et personnel.

Elle ne s'écarte jamais du tandem bien-être/spiritualité, car la prise en compte du caractère spirituel de l'être participe largement à la guérison psychique et physique.

Loin de moi, l'envie de balayer d'un revers de main les progrès spectaculaires de la médecine, qui ont indéniablement prolongé et sauvé des vies. Je salue au passage les êtres extraordinaires de génie, d'intelligence, de dévotion, qui ont contribué aux avancées scientifiques et médicales.

Tout en exposant bien modestement ma vision de la santé, cet ouvrage vise à réinstaller un peu de bon sens en chacun et à partager les bénéfices et bienfaits, que j'ai pu tirer de ma pratique.

C'est également un peu de justesse, que je prétends substituer à la confusion suscitée par la masse impressionnante d'informations souvent contradictoires, concernant la santé et surtout redonner beaucoup d'espoir à ceux, qui souffrent dans leur chair ainsi que dans leur être profond.

Il semble fondamental pour chacun de revenir à plus d'honnêteté, de simplicité et de vérité dans ses relations, ainsi que de s'arrimer aux vraies valeurs de l'âme. La condition humaine n'est que le passage de l'esprit sur terre. Nous ne sommes rien d'autre que des êtres spirituels, venus faire des expériences humaines successives dans un but d'évolution, dont le chemin est pour la plupart jonché d'écueils et de souffrances, sans lesquels, il faut le souligner, nous ne pourrions opérer une quelconque transformation.

La vie se montre clémente pour celui, qui se conforme à la sagesse de son âme.

Néanmoins, nous évoluons grâce à notre entourage, parfait reflet de certaines facettes de nous-mêmes. Dans le miroir, que nous tend l'autre, nous pouvons y voir notre beauté mais aussi nos limites.

Nous nous pénalisons dans l'ignorance ou l'incrédulité face à la force de Vie, circulant en nous.

La santé est un état de bien-être global, au-delà de l'état purement physique ; c'est ce que je tente d'exposer dans ce livre.

En effet, elle repose sur un socle tridimensionnel de trois angles interdépendants et indissociables : le physique, l'émotionnel et le spirituel. La conscience d'être un Tout indivisible nous implique indéniablement dans une démarche englobant ces trois dimensions. Pour manifester la santé, on ne peut développer un plan au détriment d'un autre et d'autant moins au détriment des deux autres. Il en sera fait la démonstration, tout au long de cette réflexion.

C'est la dimension d'amour de soi, que j'appelle spirituelle, escamotée dans la plupart des cas, qu'il faut réintroduire dans notre vie, pour parfaire notre état de bien-être.

Mon expérience professionnelle couplée d'un cheminement intérieur m'a fait comprendre, que le manque abyssal d'amour de soi est la cause majeure de notre mal-être et que la plus grande des maltraitances faites à soi, est que nous ignorons fondamentalement, qui nous sommes.

« C'est posséder un trésor,
que de jouir d'une parfaite santé. »
Proverbe oriental

« C'est la santé, qui est la vraie richesse
et non pas les pièces d'or ou d'argent. »
Mahatma Gandhi

« Ceux et celles, qui ne se réservent pas quotidiennement un peu
de temps pour leur santé, devront un jour consacrer beaucoup de
temps à leur maladie. »
Abbé Khneipp

LA DIMENSION PHYSIQUE

L'objet de ce livre n'est nullement de donner des recettes universelles mais bel et bien de délivrer des éléments essentiels, résultant de la synthèse de différentes théories proposées pour demeurer en santé ou le cas échéant la recouvrer.

Considérant que nous sommes des êtres uniques, au parcours de vie singulier, loin de moi l'idée de standardiser des solutions miracles pour tous.

Ce premier chapitre propose un ensemble de grands principes d'hygiène de santé, dont certains seront à appliquer quotidiennement et d'autres deux à trois fois dans l'année, desquels chacun pourra retirer ce qui lui semble bon.

Les chapitres suivants invitent à une nouvelle conscience, élargissant la santé dans ses dimensions émotionnelle et spirituelle.

En naturopathie, nous croyons qu'il vaut mieux prévenir que guérir.

S'inscrire dans une démarche de prévention signe un état de conscience élevé, traduisant une volonté de se responsabiliser, de prendre en charge sa propre santé dans le respect de son corps et de l'environnement.

En réalité, nous attendons des médecins, qu'ils résolvent d'un coup de baguette magique nos problèmes de santé, alors qu'ils pourraient être évités en amont, en appliquant quelques règles élémentaires d'hygiène de vie. Or, le médecin ne peut pas mener à bien sa thérapie, si conjointement nous ne nous impliquons pas dans une démarche de respect et d'attention au corps.

Peut-être, pourrions-nous attendre des instances médicales une réelle incitation à la prévention, ce qui désengorgerait de façon significative les hôpitaux et solutionnerait en partie leur déficit.

Notre santé étant un bien précieux, nous ne devons en aucun cas la déposer entre les mains d'autrui, sans en prendre une part active, car nous sommes responsables de notre santé, au même titre que nous sommes responsables de notre vie.

Les différents principes d'hygiène de vie

Vivre à tout prix la modernité nous éloigne quelque peu des principes fondamentaux d'hygiène de vie, nous fait parfois oublier le bon sens des traditions ancestrales et préférer l'alimentation industrielle aux bons produits de saison et de terroir.

L'insouciance de la jeunesse, donnant l'illusion de l'invulnérabilité occulte l'extrême fragilité de notre capital santé, à l'équilibre si précaire. Force est de constater que braver éternellement toutes mises en garde ou principes d'hygiène de vie conduit dans le temps au désastre. C'est pour cette raison, qu'en naturopathie la prévention, dans le respect des exigences du corps, est de mise.

Tel un moteur, notre corps a besoin de carburant pour fonctionner ; il a aussi besoin qu'on le ménage et l'entretienne par des « vidanges » régulières, afin d'éviter son encrassement.

Tout ce que nous concevons normal et évident pour une machine suscite de notre part étonnement et perplexité concernant notre corps.

Afin de préserver notre vitalité, il nous faudra observer quotidiennement quelques règles incontournables et en appliquer d'autres de façon saisonnière.

Principes d'hygiène à appliquer quotidiennement

Les principes d'hygiène quotidienne vont consister à se nourrir d'aliments de qualité, qu'il faudra digérer dans les meilleures conditions, à se ressourcer dans un contexte sain ainsi qu'à se soigner le plus naturellement possible, en faisant essentiellement de la prévention.

A. Bien s'alimenter

Chaque jour, pour fonctionner notre corps a besoin de se nourrir d'une alimentation fraîche, saine, équilibrée et variée.

Pour l'apport de vitamines et d'antioxydants, **les fruits et légumes** doivent être de saison, fraîchement cueillis, de la région et issus de la culture biologique et biodynamique. Si tel n'est pas le cas, ils ne doivent avoir subi aucun traitement chimique, pesticide ou autre. Il est vrai que la vie moderne, avec ses contraintes horaires, les distances à parcourir pour faire ses courses, s'avère un obstacle à la consommation de produits d'une fraîcheur irréprochable.

La parade à cet état de fait est de les conserver à l'abri de l'air, de toute oxydation, ce qui peut se réaliser aisément grâce à des récipients en verre, desquels on fera le vide d'air à l'aide d'une pompe aspirante.

Beaucoup l'ignorent encore : les produits emballés sous cellophane passent au préalable sous rayons cobalt, afin de leur assurer une meilleure conservation. Ce rayonnement, en déstructurant la configuration moléculaire spatiale de l'aliment, détériore sa qualité et perturbe son assimilation par l'organisme.

Le fameux slogan : « 5 fruits et légumes par jour », bien que réducteur a le mérite de sensibiliser la population à ce besoin fondamental. En effet, si ces derniers sont restés trop longtemps sur l'étal du marchand de primeurs ou dans le réfrigérateur avant d'être consommés, la qualité vitaminique de ces aliments s'en trouvera largement affectée ; il ne restera que quelques minéraux ainsi que les fameuses fibres indispensables au transit.

Les aliments de base, raffinés à outrance comme le sucre blanc, la farine blanche, le pain à mie blanche ou bis « pour faire tradi » du boulanger du coin, les viennoiseries et les céréales « fun » du petit déjeuner, les huiles d'un jaune pâle translucide (qui ont été chauffées, pour accroître leur rendement) sont des aliments morts, qui non seulement ne présentent aucune valeur nutritive, mais participent largement à la surcharge et à l'encrassement de l'organisme.

L'engouement pour les produits « light » est une hérésie car il a été prouvé que l'on mange plus, après avoir ingurgité ces produits dits allégés. D'ailleurs, une équipe de chercheurs britanniques a démontré que les produits light ne faisaient pas perdre de poids, bien au contraire ! En effet, lorsqu'on ingère de tels produits apportant essentiellement du sucre sans aucune calorie, le cerveau se trouve perturbé par le fait qu'il n'enregistre plus l'équation habituelle : « sucre = énergie ». L'organisme réagit alors, en se mettant en mode « stockage de réserves » pour pallier au déficit énergétique des produits allégés.

Dans un même registre, les produits de médiocre qualité créent une frustration telle que le consommateur compensera par des quantités plus importantes de nourriture. La perte de qualité se trouvant toujours contrebalancée par la quantité, l'objectif économique dans ce cas n'est en rien réalisé.

En revanche, les aliments de qualité, savourés grâce à une mastication lente, procurent la satisfaction d'avoir apporté le meilleur à son corps, tout en se coupant de l'envie de manger plus que de raison.

Par ce qu'ils apportent en nutriments fondamentaux, nécessaires au bon fonctionnement de nos cellules, préférons leur les **aliments complets** comme :

- le rapadura, pur jus de sucre de canne d'un goût succulent, gorgé principalement d'oligoéléments et de minéraux détrônera le sucre blanc raffiné, trop largement consommé.

- Le sel non raffiné, de couleur grise, riche en minéraux et oligoéléments ; le raffinage lui faisant perdre entre autre tout le magnésium, qu'il contient.

- les huiles végétales de première pression à froid, issues de l'agriculture biologique, apportant les acides gras essentiels (indispensables à la structure membranaire des cellules ainsi qu'à l'élaboration de certaines hormones) remplaceront les huiles raffinées, ne contenant que de mauvaises graisses, pourvoyeuses de kilos superflus.

- les céréales complètes ou semi-complètes BIO, à la place des produits transformés en pétales, proposés en supermarché, regorgeant de sel, de sucre ou autres substances indésirables ; les produits transformés de l'industrie agroalimentaire génèrent beaucoup de toxines, au sein même de l'organisme.

- le pain complet ou semi-complet BIO, dont la farine servant à le préparer contient la totalité du grain ; c'est dans l'enveloppe, que se concentrent les vitamines du groupe B, dont l'organisme a tant besoin, ainsi que tous les produits de traitement. C'est pour cette raison, qu'il est impératif que les céréales et le pain complets soient issus de l'agriculture biologique.

Certains **aliments** sont dits **vivants** car ils sont riches en nutriments vitalisants ; parmi eux, nous trouvons les graines germées et les aliments lactofermentés.

- Les graines germées sont de plus en plus présentes dans les armoires réfrigérées des magasins Bio ainsi que dans les assiettes des « resto branchés ». Elles sont pourvues de composants actifs puissants, nécessaires au besoin d'énergie vitale, que requiert l'organisme. En effet, tout le patrimoine génétique de la future plante est contenu dans son tissu embryonnaire (graines germées, bourgeons, jeunes pousses), ce qui en fait un produit d'un potentiel vital phénoménal, car d'une graine advient une plante.

Ces aliments biogéniques (nommés ainsi car engendrant la vie), par leur richesse en éléments vitaux (vitamines, sels minéraux, oligoéléments, acides nucléiques et enzymes) contribuent largement au dynamisme et à la vitalité. Déjà, bien avant Jésus Christ, la nourriture frugale des esséniens consistait en cette alimentation vivante. De même que certains centres de santé naturelle proposent ce genre d'alimentation, pour régénérer des organismes déséquilibrés ou affaiblis. En plus d'être digestes, ils présentent des propriétés détoxifiantes. De plus, et ce n'est pas le moindre de leurs avantages, leur coût est très peu élevé !

- Les aliments lactofermentés, dont les plus connus en occident sont la choucroute, le yogourt, le pain au levain, les graines germées fermentées ainsi que le miso et le tamari, obtenus à partir du soja.

Ces aliments subissent une prédigestion appelée fermentation lactique, qui s'effectue à l'aide de bactéries se nourrissant de sucre ou d'amidon ; cette fermentation produit une acidification, empêchant la prolifération de microbes responsables, en autre de putréfaction. C'est aussi un mode idéal de conservation, permettant de manger tout au long de l'année ces véritables mines de vitamines C et B (spécialement la vitamine B12) et d'enzymes diverses et variées. La lactofermentation a la faculté de réactiver la flore intestinale, dont le rôle est de synthétiser des vitamines comme les vitamines B et K et d'empêcher un développement bactérien indésirable voire nuisible. Cette prédigestion fait de ces produits, des aliments recommandés pour les végétariens et végétaliens, souvent carencés en vitamine B12, ainsi qu'en cas de digestion difficile ou d'infection. Consommés en excès, ces aliments ne sont pas sans présenter quelques inconvénients du fait de leur acidité, comme la déminéralisation tissulaire ou l'hypertension.

Les algues sont les grandes oubliées de notre alimentation courante, mais merveilleuses par leurs qualités nutritives et leurs propriétés stimulantes du système immunitaire.

- La plus célèbre d'entre elles est incontestablement la spiruline ou algue bleue, surnommée ainsi à cause des pigments qu'elle renferme. Déjà utilisée au temps des aztèques, lors d'activités physiques intenses, la spiruline constitue une véritable source de nutriments comme les vitamines du groupe B, des minéraux (Fer, Mg, Zn), les oligoéléments, les acides gras essentiels ainsi que la provitamine A (bétacarotène). Elle regorge aussi de protéines (jusqu'à 60 à 70 %), ce qui en fait un aliment extrêmement intéressant pour les personnes, qui réduisent ou suppriment les produits d'origine animale. Très assimilable et digeste du fait de sa structure peu élaborée (ni paroi, ni membrane cellulaire), elle est conseillée en cure pour les convalescents, les personnes âgées, les enfants en pleine croissance, la femme enceinte et allaitante, les sportifs ainsi qu'en accompagnement d'un régime amincissant, pour le maintien du tonus et de la vitalité.

- Le lithothame ou algue calcaire, petite algue de quelques centimètres, dont le thalle renferme bon nombre de minéraux comme le calcium, le magnésium, le phosphore, le fer ainsi que de nombreux oligoéléments, est recommandé en cas de déminéralisation ou d'ostéoporose. Grâce au carbonate de calcium qu'il renferme, le lithothame constitue un « anti-acide » remarquable pour neutraliser l'acidité gastrique et rétablir l'équilibre acido-basique de l'organisme.

- Le fucus ou varech est très riche en oligoéléments et surtout en iode, ce qui fait qu'on le déconseille en cas d'hyperthyroïdie. On le préconise lors de régimes amincissants, en cas de goutte, de rhumatismes ou de déminéralisation.

- La chlorella, algue microscopique verte très riche en acides aminés, en vitamines, en acides gras essentiels ainsi qu'en minéraux se distingue de la spiruline, par sa forte teneur en chlorophylle et vitamine B12. En plus de ses innombrables vertus, vient se surajouter une action détoxifiante grâce à la sporopolléine, substance ayant la particularité de fixer les produits toxiques (métaux lourds ou pesticides) pour ensuite les évacuer hors de l'organisme.

- Le nigari est une algue offrant une quantité importante de chlorure de magnésium.

- La klamath est une algue bleu-vert, d'une composition nutritionnelle exceptionnelle, évoluant dans le lac Klamath en Orégon (USA), d'où son nom. En effet, elle renferme tous les acides aminés essentiels, des acides gras essentiels, de la chlorophylle, un pigment à l'activité anti-inflammatoire, la phycocyanine ainsi que des polysaccharides très actifs dans le processus d'élimination des métaux lourds et des pesticides. Elle a également à son actif de nombreuses vitamines, dont la très recherchée vitamine B12 ainsi que de nombreux oligoéléments et minéraux majoritairement alcalinisants, comme le calcium et le magnésium.

Intégrons également dans notre alimentation **les produits de la ruche** comme le pollen frais et le miel, car ils renferment des trésors nutritionnels.

- Le pollen frais, par sa forte teneur en éléments nutritifs, constitue un aliment d'exception très digeste et parfaitement assimilable. Le pollen frais ne doit pas être confondu avec le pollen séché, conservé et proposé dans le commerce en bocaux de verre ; en effet, le séchage lui fait perdre ses ferments lactiques et de ce fait le prive d'une partie de ses vertus, notamment ses propriétés antibiotiques. Pour exemple, des bactéries pathogènes de la flore intestinale humaine vont proliférer au contact du pollen séché, alors qu'elles ne développeront pas en présence de pollen frais.

Le pollen frais est très riche en protéines, en ferments lactiques, en levures, en vitamines (A, B, C, E, K), en minéraux (K, P, Ca, Mg, Na, Fe, Zn, Se), en antioxydants, en phytostérols. L'action du pollen frais s'exerce dans de nombreux domaines :

- au niveau des intestins ; sa teneur en ferments lactiques en fait un produit précieux pour le bon fonctionnement de la flore.

- au niveau de la prostate ; il est recommandé, en cas d'hypertrophie ou dans la prévention du cancer de la prostate et du sein, grâce à sa concentration en vitamine B9.

- au niveau osseux ; en raison de sa forte proportion en minéraux, il présente de remarquables propriétés reminéralisantes, jouant ainsi un rôle dans la prévention contre l'ostéoporose.
- au niveau du comportement alimentaire ; il participe à l'équilibre du poids, en faisant cesser les envies de sucre ou de grignotage ; en apaisant le stress, il contribue à diminuer les besoins d'excitants comme le tabac, le café ou l'alcool.
- au niveau de la vision ; les pollens frais de saule et de ciste, de par leur teneur en deux antioxydants spécifiques de la rétine et du cristallin, la lutéine et la zéaxanthine, freinent l'évolution de la DMLA ou de la cataracte, l'arrêtent même dans certains cas.
- au niveau cardiovasculaire ; les pollens de ciste et de châtaignier présentent de belles performances grâce à la présence de phytostérols, dont l'action est hypocholestérolémiante, ainsi qu'à celle des acides gras polyinsaturés AGPI, pour ce qui concerne la fluidité du sang.

La consommation quotidienne de pollen frais, en variant leur provenance est la garantie d'une immunité solide.

- Le miel est un aliment, dont le pouvoir sucrant est deux fois plus important que le sucre ordinaire.

Les glucides, qu'il contient comme le fructose et le glucose, en s'assimilant parfaitement, apportent le carburant nécessaire au fonctionnement de la cellule. Il contient, en outre de nombreux oligoéléments et minéraux, ce qui explique la meilleure résistance aux miasmes de ses consommateurs. En favorisant la production de globules rouges, il s'avère intéressant en cas d'anémie. Le miel est reconnu depuis la nuit des temps pour ses propriétés antibactériennes, stimulantes et digestives. Cependant, la prudence est de mise concernant son utilisation chez le nourrisson, car il contient des enzymes, que le bébé n'assimile pas.

Les autres produits de la ruche comme la propolis et la gelée royale présentent une efficacité, depuis longtemps reconnue pour soigner les infections bactériennes ou virales et les mycoses ainsi que pour stimuler les défenses de l'organisme.

Manger de bons produits naturels riches en nutriments, manger sain et vivant, c'est s'assurer beauté, vitalité et santé !

B. *Optimiser sa digestion*

La fonction de digestion est capitale pour l'assimilation optimale des nutriments contenus dans les aliments.

Au-delà de consommer des aliments très digestes comme les produits mentionnés plus haut, quelques règles sont à observer et à adopter chaque fois que l'on se met à table.

L'idéal voudrait, que l'on se réserve du temps pour prendre son repas au calme, à l'écart de tout stress susceptible de perturber les mécanismes de la digestion. Le repas ne doit être, en aucun cas le théâtre de conflits, de règlements de comptes ou autre discorde. Au contraire, il doit être un moment de convivialité, où l'on est heureux de partager un même repas avec ceux que l'on aime. Dans l'optique de flatter l'ensemble des sens, la préparation du repas revêt son importance, quant au dressage soigné d'une assiette appétissante, haute en couleurs, parfums et saveurs. Pour surprendre les papilles, on peut y adjoindre épices, aromates ou même tenter des alliances inattendues. Faire de ce moment une fête témoigne de l'amour accordé à ses convives. Même seul, on ne dérogera pas à ce rituel par amour et respect de soi.

Une expérience réalisée sur deux groupes de personnes illustre mes propos :

Le groupe n°1 a reçu une assiette bien présentée, appétissante et délicieuse à la fois.

Le groupe n°2 recevant, quant à lui une assiette de présentation et de qualité ordinaires.

Ce groupe a mangé très vite et est sorti de table aussitôt après le repas.

Quant aux participants du groupe n°1, ils ont vécu devant cette assiette bien dressée un moment de bonheur, en savourant chaque bouchée. Forts du sentiment d'avoir passé un excellent moment, ils sont restés longtemps à table, à échanger. La beauté de l'assiette, la qualité gustative de sa préparation ont suscité l'envie de vivre intensément cet instant, de le sacraliser et d'en profiter pleinement.

Dans l'absolu mais la vie en décide parfois autrement, il est préférable de manger à heures régulières, de ne pas sauter de repas et de prendre un dîner léger, tôt dans la soirée.

La mastication constitue la première étape de la digestion ; c'est pourquoi il est vivement recommandé avant d'avaler, de prendre le temps de mastiquer longuement jusqu'à complète liquéfaction de l'aliment, afin que les enzymes salivaires effectuent leur travail préparatoire au reste du processus de digestion. Si une mauvaise dentition ne permet plus de mâcher correctement, deux enzymes, la bromélase et la papaïne pourront suppléer au déficit enzymatique naturel.

Une lente et longue mastication a pour effet de réduire les quantités absorbées et de rassasier davantage. Pour éviter de trop manger, il est important de déterminer à l'avance l'ensemble de son repas, afin d'en évaluer la quantité et rester ainsi dans les limites du raisonnable.

Cependant, il est important de ne pas sauter de repas ni de se priver, car l'instinct de survie programmé par le cerveau fait que l'organisme compense tout manque par un effet de stockage ; ce qui va à l'encontre d'une perte de poids.

En revanche, le cerveau en cas de surplus alimentaire n'offre pas de programme pour réagir à cette situation, ce qui nécessite contrôle et maitrise de notre part.

Toute personne désirant perdre du poids devra mastiquer suffisamment longtemps des aliments de qualité, variés, en quantités modérées et prendre ses repas à heures régulières et dans le calme. Il est reconnu que, lorsque l'on détourne son attention en mangeant, notamment en regardant la télévision, on avale de plus grandes quantités d'aliments.

Le dicton disant qu'il faut « boire ce que l'on mange et manger ce que l'on boit » montre à quel point il est indispensable d'être bien présent à l'aliment, dans ses dimensions olfactive, visuelle, gustative et surtout de le mastiquer, jusqu'à ce qu'il devienne liquide. Quant à l'eau, il faudra l'absorber par petites quantités, afin de bien s'hydrater et non la boire d'une seule traite.

Pour s'hydrater ou se désaltérer, rien de telle qu'une eau peu minéralisée, car un excès de minéraux peut former à la longue des calculs ou lithiases. Il est bon d'alterner les eaux, car leur teneur en minéraux varie d'une eau à l'autre.

Le choix d'une eau minérale doit aussi se porter sur sa teneur en nitrates. En effet, les nitrates se transforment au niveau buccal en nitrites, qui au contact d'amines ou amides produisent des nitrosamines cancérigènes. On attribue aux nitrates de l'eau la responsabilité d'hypothyroïdie, de cancers de la thyroïde ou de l'estomac.

Quant à l'eau du robinet, elle contient du chlore, des nitrates, du fluor et de l'aluminium issu du gel d'alumine, utilisé comme désinfectant dans les stations d'épuration ; le fluor et l'aluminium de certaines eaux dépassant largement les concentrations maximales tolérées, s'avèrent très toxiques. Ces doses supérieures au seuil de tolérance nous font risquer de graves problèmes de santé comme l'altération des fonctions cérébrales.

Certains recommandent de boire plutôt en dehors des repas, afin de ne pas diluer les sucs digestifs ; d'autres préconisent de boire un grand verre d'eau au réveil. Chacun fera selon son ressenti et selon ce qui lui convient le mieux ; l'essentiel étant de boire au moins un litre et demie par jour, dans un contexte climatique normal. Par fortes chaleurs, la quantité d'eau sera largement augmentée pour pallier à la déshydratation, suscitée par une transpiration excessive. Il faudra impérativement veiller à ce qu'un nourrisson ou un jeune enfant soit régulièrement hydraté, d'autant plus lors de températures élevées.

Notre organisme étant constitué majoritairement d'eau (environ 70 % pour l'adulte), boire une eau de qualité revêt une importance capitale. L'eau, directement sortie du robinet contient des produits toxiques, comme nous l'avons vu précédemment mais aussi des moles de synthèse, issues de médicaments (antibiotiques ou hormones). Tous ces produits indésirables s'accumulant dans nos cellules, finissent par entacher gravement la santé.

Pour nous être pleinement bénéfique, l'eau que nous tirons du robinet doit être épurée par filtrage ou osmose ou mieux encore, dynamisée par un vortex ou autres procédés pouvant la rendre vivante. Les molécules d'une eau minérale ou du robinet, non dynamisées s'organisent en grappes, ce qui constitue un véritable obstacle à la bonne hydratation de la cellule.

Nous devons retrouver au cours d'une même journée, toutes les catégories d'aliments pour un apport satisfaisant en protéines, glucides, lipides, fibres, minéraux, oligoéléments et vitamines… et non au cours d'un même repas, car comme disait Hippocrate, nous risquons de « mélanger des aliments, qui se font la guerre dans le corps ». En effet, les différentes catégories d'aliments ont des temps et des lieux de digestion, qui leur sont propres et sollicitent des enzymes différentes pour les digérer.

Par exemple, les protéines se digérant principalement au niveau de l'estomac, ont un temps de digestion de plusieurs heures, alors que les fruits mettront à peine une demie heure pour être digérés au niveau de l'intestin grêle.

Certes, une alimentation variée, composée d'aliments de qualité est capitale pour notre santé, mais si nous les assemblons n'importe comment, nous ne ressentirons ni l'énergie ni le bien-être, que procure normalement une bonne digestion.

Culturellement, nous faisons de mauvaises associations d'aliments, engendrant des perturbations telles que les flatulences, ballonnements, aérophagie ou troubles du transit. Au-delà de l'inconfort digestif, sont produites des toxines venant polluer le sang et surcharger le foie et ainsi créer à terme des problèmes de santé.

- Les protéines

Qu'elles soient d'origine animale ou végétale sont structurantes. Elles représentent 20 % du poids de notre corps et sont indispensables à la vie. Tous les organismes vivants sont des assemblages de protéines. Tous nos tissus, muscles, tendons, cartilages, cheveux... sont formés de protéines. C'est dire leur importance, d'autant qu'elles assurent des fonctions capitales comme la croissance, la reproduction ou la nutrition. De plus, un grand nombre d'hormones sont synthétisées à partir d'acides aminés, éléments constitutifs des protéines.

Il faut donc manger des aliments riches en protéines, chaque jour de notre vie, au moins deux repas sur trois, car notre organisme est dans l'impossibilité de synthétiser les huit acides aminés dits essentiels AAE sur les vingt deux existants, à partir desquels les chaînes protéiques sont formées.

Les protéines doivent représenter 10 à 15 % de notre ration quotidienne.

Certains acides aminés soufrés comme la méthionine, cystéine, glutamine et taurine jouent un rôle non négligeable, dans la détoxication hépatique. D'autres comme la tyrosine, le tryptophane, la phénylalanine et la glutamine sont reconnus pour leur action sur l'équilibre psychique.

Les protéines d'origine animale ou végétale ont des qualités nutritionnelles différentes. Celles d'origine animale sont de qualité supérieure, puisque tous les AAE y sont présents dans les proportions les plus favorables : œuf : 12 %, viande : 16 à 20 %, poisson : 18 à 20 %, fromage : environ 24 %.

On puise les protéines dans les différentes viandes et poissons, les volailles, les œufs, les laitages et les fromages, le soja et ses dérivés, certaines algues comme la spiruline, la chlorella ou la klamath.

Connaissant les problèmes cardiovasculaires, qu'entraînent les produits carnés riches en graisses saturées, la prudence les fera consommer à raison d'une à deux fois par semaine, en quantités modérées, au profit de protéines issues d'autres aliments. La viande présente les inconvénients d'un excitant, capable de stimuler l'appétit et l'envie de boire du vin ou de l'alcool. Le végétarien ou le végétalien considère la viande comme un aliment mort, dont l'organisme ne tire aucun bénéfice. Cependant, un des atouts de ces protéines carnées est de fournir de la vitamine B12, de la vitamine D3 et du fer. Les végétaux, quant à eux, ne contiennent que de la vitamine D2, très peu utilisable par l'organisme humain. Ce sont les légumes secs, qui contiennent le plus de fer parmi les végétaux.

Un enfant en carence protéique, sera sujet au rachitisme ou à la déminéralisation et par voie de conséquence aux déformations posturales.

Les protéines végétales, déficientes en un ou plusieurs acides aminés essentiels sont de moins bonne qualité nutritionnelle. On les retrouve dans les céréales (12 %), les légumes secs (20 %), les oléagineux (15 %). Les céréales manquent majoritairement de lysine, les légumes secs de méthionine. Même le soja, dont les protéines sont les mieux équilibrées du règne végétal, manque un peu de méthionine.

Les végétariens et végétaliens devront combiner céréales et légumineuses pour parvenir à un équilibre protéique, certes imparfait mais satisfaisant.

La consommation excessive de protéines d'origine animale ou végétale fournit des purines, qui en se dégradant entraînent une accumulation d'acide urique dans le sang. L'acide urique se stockant au niveau des articulations crée les fameuses crises de goutte extrêmement douloureuses. On accuse la viande, le gibier ou les abats d'en générer mais les crustacés, le thé, le cacao, la bière ou les levures en sont tout autant responsables !

- Les glucides

Les glucides sont le carburant de notre corps et constituent la principale source d'énergie de l'organisme.

Contrairement aux protéines et aux lipides, qu'il faut apporter quotidiennement dans notre alimentation, le corps les fabrique à partir d'autres nutriments.

Les vitamines du groupe B s'avèrent indispensables à la transformation des glucides contenus dans l'alimentation, en énergie utilisable par l'organisme.

Les glucides sont décomposés au cours de la digestion en sucre simple (glucose) puis envoyés dans le sang ; c'est le taux de sucre dans le sang, qui détermine la glycémie et qui déclenche la production d'insuline, dont le rôle est d'alimenter en glucose notre cerveau, notre foie ainsi que nos muscles.

Les glucides sont désormais classés en fonction de leur effet sur la glycémie ; on parle d'indice glycémique (IG) élevé ou bas, selon qu'ils provoquent des pics glycémiques rapides et élevés ou qu'ils présentent peu d'effets sur la glycémie.

Il faudra limiter les aliments à IG élevé comme les confiseries, viennoiseries, pâtisseries, sodas, boissons et aliments industriels, pain et sucre blanc, corn-flakes… car, non seulement ils favorisent le stockage des graisses et attisent l'appétit sur un court terme, mais sont facteurs de risques cardiovasculaires, d'hypertension ou de diabète, à plus longue échéance.

Les aliments à IG bas ou modéré comme les légumineuses, tubercules, céréales complètes ou semi-complètes, fruits et légumes seront à privilégier, car ils présentent un réel effet de satiété et surtout ne fatiguent pas le pancréas par des pics d'insuline rapides et intenses.

- Les lipides

Les lipides sont des constituants fondamentaux, au même titre que les protéines et les glucides. Ils sont formés d'acides gras ou AG, constituants majeurs de nos membranes cellulaires et grâce auxquels bon nombre d'hormones sont synthétisées.

Du mot acide gras, on n'a retenu que le mot « gras », ce qui a rendu les lipides très impopulaires et complètement exclus de l'alimentation par certains. Leur carence fait apparaître des pathologies dégénératives à composante inflammatoire.

Le comportement alimentaire actuel de notre société penche vers la consommation excessive de graisses saturées (viandes, charcuteries, fritures, produits laitiers…) au détriment de graisses insaturées ou oméga 3 ou 6, que l'on trouve principalement dans les huiles de première pression à froid, les légumes à feuilles vertes ou les poissons gras. Les petits poissons des mers froides, se nourrissant de plancton et d'algues riches en oméga 3, en sont de ce fait largement pourvus. On trouve également des oméga 3 dans la viande d'animaux, nourris de végétaux ou de graines oléagineuses ; les poules élevées aux graines de lin, pondent des œufs dont la teneur en oméga 3 est dix fois supérieure à celle d'un œuf ordinaire.

- Les fibres

Apportées par les fruits et les légumes crus ou cuits, elles participent au bon fonctionnement intestinal.

Il est vivement conseillé de consommer les fruits à maturité, à distance des repas, car pris en fin de repas, ils perturbent le processus de digestion par leur teneur acide et le temps très court à être digérés ; il en est de même pour les laitages.

Les crudités quant à elles, outre les minéraux et vitamines qu'elles recèlent, prises en tout début de repas stimulent le processus digestif. Cependant, elles seront consommées en quantités modérées mais régulièrement, car l'homme n'est pas suffisamment doté d'enzymes spécifiques pour digérer la cellulose en trop grande quantité. En revanche, on peut consommer à volonté des légumes cuits, pour leur apport conséquent en fibres ainsi qu'en minéraux et en quelques vitamines, à condition toutefois que la cuisson soit à la vapeur douce ou à l'étouffée. Le procédé à l'étouffée a le grand avantage de cuire très progressivement et à basse température les aliments dans leur eau, ce qui permet de préserver leur valeur nutritive ainsi que leur goût. L'aliment préserve ainsi un grand pourcentage de ses vitamines, tous ses oligoéléments et minéraux et respecte les acides aminés formant les chaînes protéiques. Les aliments cuits de cette façon sont nettement mieux digérés ; peut-être est-ce dû aussi au fait, qu'en gardant leur aspect, leur parfum et leur saveur, ils participent largement au plaisir de manger.

La vapeur douce est surtout préconisée pour la cuisson des légumes non bio et des poissons, car elle favoriserait, selon le Professeur Henri Joyeux, la chute des toxiques et des métaux lourds dans l'eau.

Les fibres contenues dans les fruits et les légumes sont garantes d'un bon transit intestinal. En revanche, elles peuvent provoquer des désordres intestinaux comme des ballonnements, chez les personnes aux intestins fragiles.

Pour cuisiner à chaud, l'huile d'olive, peu pourvue en oméga 3 très oxydables, supporte les hautes températures qu'impose la cuisson. Elle est en revanche très riche en oméga 9, ce qui en fait un bon protecteur cardiovasculaire.

La cuisson au barbecue et les fritures doivent se cantonner à l'exceptionnel ; leur pratique régulière conduisant inexorablement à un effondrement de l'énergie vitale.

En effet, à haute température, les aliments prennent une coloration brunâtre, pouvant aller jusqu'au noircissement ; ce phénomène, expliqué par L.C Maillard, s'accompagne de la production d'une molécule potentiellement dangereuse, appelée acrylamide. Cette molécule dite de Maillard, résultant de l'interaction à chaud d'acides aminés (dont est constituée la protéine) et de sucre, procure l'odeur et l'aspect appétissants de l'aliment. La liste des produits contenant ces molécules est longue ; parmi eux, la baguette bien cuite, les céréales des petits déjeuners de nos enfants, les gâteaux avec une croûte noircie, les pommes de terre grillées, les chips, les crackers, les produits torréfiés et bien sûr la belle entrecôte ou le poisson fraîchement péché, grillés au barbecue…

Pour compenser les méfaits d'un tel aliment, une ration abondante de crudités ou de salade verte est vivement conseillée pour son apport en antioxydants, qui viendront contrecarrer l'attaque radicalaire, induite par ce mode de cuisson.

Les diabétiques ou les personnes désirant perdre du poids ne devront pas consommer trop d'aliments cuits, car leur cuisson augmente souvent l'indice glycémique IG, c'est-à-dire le taux de sucre dans le sang. En revanche, une portion de légumineuses au repas leur sera recommandée pour l'apport de glucides à IG bas, de protéines, de fibres et surtout pour l'effet de satiété, qu'elles procurent.

Les boissons alcoolisées, considérées à tort comme « énergisantes », ne doivent pas faire l'objet d'une consommation régulière mais se réduire uniquement au festif.

Cependant un verre de bon vin aux repas du midi et du soir apportera, outre son côté légèrement euphorisant, de précieux antioxydants et tanins.

Le café et le thé en fin de repas, ont pour effet de perturber la digestion des aliments précédemment ingérés. En effet, les alcaloïdes contenus dans le café, le thé, l'alcool ou le tabac, en empêchant la sécrétion d'enzymes, assèchent les muqueuses et augmentent les contractions du tractus digestif, ce qui aura pour conséquence de produire dans certains cas, fermentations et putréfactions par mauvaise assimilation et accélération du transit. Leur consommation excessive est aussi facteur d'acidification tissulaire et de déminéralisation.

Par ailleurs, l'acide phosphorique, contenu dans le coca-cola n'est pas sans présenter un danger pour les reins, lorsqu'il est consommé régulièrement ; à partir de deux verres journaliers, le risque d'insuffisance rénale est multiplié par deux.

L'assimilation des nutriments issus de l'alimentation est suivie de sa contrepartie, l'élimination des déchets. C'est une fonction, à laquelle il faut porter une réelle attention, faute de quoi nous empoisonnons très vite notre organisme. L'équilibre assimilation/élimination est capital pour ressentir le bien-être.

Il est important d'avoir une alimentation de qualité couplée d'une bonne digestion permettant la production de selles bien moulées, au minimum une fois par jour, à heure régulière ; l'idéal étant, selon Dr Kousmine, une selle après chaque repas, ce qui est rare.

Si tel n'est pas le cas, on parle alors de constipation conduisant inéluctablement à l'encrassement de l'organisme, à l'origine duquel peuvent s'exprimer de nombreuses maladies.

Un intestin, qui fonctionne bien est le garant d'un bon état de santé.

La formule de politesse : « Comment allez-vous ? » n'est que la contraction de la phrase « Comment allez-vous à la selle ? ». C'est dire l'importance et la préoccupation majeure que doit présenter l'élimination intestinale pour être en bonne santé.

Il est absolument nécessaire de garder la notion de plaisir, en s'accordant la possibilité de petits écarts, pour lesquels on ne doit pas se sentir coupable ; il suffira seulement d'être conscient du coup de canif que l'on donne dans le contrat, puis de redresser la barre. Braver occasionnellement « l'interdit » ne fait-il pas revivre en partie son enfant intérieur !

Le bonheur de manger facilite la digestion, en y apportant de la légèreté.

Bon nombre d'intégristes de « l'alimentairement correct » basculent dans la frustration ; une attitude trop excessive est souvent contre-productive.

Un quart d'heure de sieste après le repas de midi s'avère des plus salutaires, puisqu'elle permet de décompresser et de se ressourcer. Certains chefs d'entreprise ont pu mesurer les bénéfices, que représente la sieste sur le dynamisme et les performances de leurs collaborateurs.

Au-delà de « recharger les batteries », le repos permet au processus de digestion de s'effectuer dans les meilleures conditions.

Lorsque l'on envisage une réforme alimentaire, il est prudent de l'amorcer très progressivement, afin de ne pas désorienter l'organisme, qui s'était calé sur un certain mode de fonctionnement pendant de nombreuses années.

C. Se ressourcer le plus souvent possible

• Au contact de la Nature

Notre organisme s'épuise à force de consommer de l'énergie, pour mener à bien ses fonctions et pour lutter contre les diverses agressions, auxquelles il doit faire face. Il a donc besoin de se ressourcer. L'énergie, dont le corps a besoin pour se régénérer, est captée à la faveur d'immersions dans les grands espaces, que nous offre si généreusement Dame Nature.

La nature influence l'inconscient, en nous rendant heureux et dynamisé de son énergie.

Nous avons tous fait l'expérience de l'effet bienfaisant et régénérant d'une promenade en forêt, au grand air, au contact du vent, d'un bain de soleil ou de mer, d'une hydrothérapie, d'une ballade le long d'une cascade ou d'un séjour à la montagne.

Lorsque le soleil ne s'est pas montré depuis longtemps, lorsque l'hiver n'en finit pas, nous nous sentons fatigués, moroses voire déprimés. Dans ce cas, nous pouvons recourir à quelques séances de luminothérapie, pour redonner plus de vitalité à nos cellules et pour retrouver notre bonne humeur.

Périodiquement, nous ressentons le besoin vital de ce contact étroit avec les grands éléments, pourvoyeurs d'ions négatifs. Ce sont ces fines particules chargées d'électricité négative, flottant dans l'air ambiant, qui nous dynamisent et nous apaisent à la fois. A l'inverse, les ions positifs en surcharge dans l'atmosphère nous oppressent, nous vident de notre énergie. A l'approche d'un orage, l'air est chargé positivement ; de même, l'atmosphère d'un grand magasin mal ventilé, sur éclairé, utilisant toutes sortes de matériels électromagnétiques, nous épuise en très peu de temps, par surcharge en ions positifs.

La nature a le pouvoir de redonner vitalité et énergie, d'apaiser et de procurer un réel mieux-être. On a pu constater, mesures à l'appui, que l'immersion dans la nature faisait diminuer le taux de cortisol, la tension artérielle et augmenter les défenses immunitaires.

• En respirant

Rares sont les personnes, dont l'amplitude respiratoire est maximale.

En effet, soumis à une vie trépidante, faite de stress répétés et durables, nous perdons la capacité de respirer profondément et amplement, pour ne plus fonctionner que sur un mode réduit, entravant gravement à terme l'oxygénation de nos cellules. Pour remédier à cette déficience en oxygène, il convient de réapprendre en conscience la respiration ample et profonde, propice au calme du corps et de l'esprit.

En effet, de nombreuses pratiques comme le yoga, la méditation, le qi gong, le Pilates ainsi que le chant mettent l'accent sur la réhabilitation de cette fonction naturelle et automatique, escamotée chez la plupart d'entre nous.

La respiration ainsi réappropriée engendre un état de mieux-être, où l'on sent émerger énergie, dynamisme et concentration.

• Par l'exercice

Il n'est désormais plus à démontrer que l'exercice physique est facteur de bien-être, à condition qu'il soit pratiqué dans la régularité et la modération. 30 à 45 minutes d'exercice par jour sont l'assurance au fil des ans, de vitalité, d'humeur légère et positive ainsi que souplesse et poids de forme.

Performer exceptionnellement ou aller au-delà de ses forces est un non-sens, car le manque d'entraînement demande un surcroît d'énergie extrêmement épuisant pour l'organisme.

• Par un sommeil de qualité et réparateur

Nous dormons environ un tiers de notre temps ; ce temps

de sommeil nous est essentiel pour récupérer force vitale et se régénérer.

Le manque de sommeil est une des caractéristiques de notre époque et de notre société. La télévision, internet, les jeux vidéo pour les plus jeunes, phagocytent le temps de sommeil nécessaire à une bonne récupération ; alors qu'il devrait être de 8 h 30 en moyenne, il n'est plus que de 7 heures par nuit, pour la majorité.

Cette perte d'environ 1 h 30 de sommeil réparateur est préjudiciable à plusieurs titres ; nous l'avons constaté au moins une fois dans notre vie, aux plans de la vitalité, de l'équilibre mental, de la propension à être positif et optimiste, de la réceptivité à l'autre, de la concentration, de l'élocution claire, de la thermogénèse, de la sensibilité au stress, de l'équilibre acido-basique…

De plus, ce sommeil « rabioté » nous ferait encourir une prise de poids, qui s'expliquerait, selon les scientifiques, par un besoin compulsif d'aliments riches en calories, en vue de compenser l'énergie manquante par insuffisance de sommeil.

Les aliments contenant des glucides comme le sucre, le miel, les pâtes, le riz, les féculents… sont reconnus comme favorisant un sommeil profond, continu et réparateur car ils contiennent du tryptophane, l'acide aminé précurseur de la sérotonine, elle-même hormone de la bonne humeur et de la joie de vivre.

De même, la chaleur apportée par une bouillotte ou par une boisson chaude suscite un échange thermique, très propice à l'endormissement.

Des plantes hypnotiques comme la valériane, la passiflore, le pavot de Californie, le houblon… induisent l'endormissement et améliorent la qualité du sommeil.

Pour optimiser son sommeil, quelques règles élémentaires sont à observer :

- se coucher à heures régulières, dans une chambre aérée et ventilée,

- ne pas se coucher, immédiatement après le dîner (attendre 2 à 3 h), de façon à ce que la digestion ne vienne pas perturber l'endormissement ; c'est pour cette raison, qu'il est conseillé de dîner tôt dans la soirée, afin d'éviter de reporter le coucher à des heures tardives, grignotant ainsi les heures de sommeil avant minuit, si précieuses à la régénération de l'organisme,

- aborder la nuit le plus sereinement possible, en prenant une douche ou un bain relaxant ou/et en faisant diffuser des huiles essentielles apaisantes dans la chambre, une demie heure avant le coucher. L'huile essentielle de lavande vraie et l'essence de mandarine sont conseillées dans ce cas, pour leurs vertus apaisantes et somnifères,

- apaiser son mental, en faisant quelques respirations abdominales amples et profondes ou/et en ayant recours à l'élixir de Bach, White Chestnut ou à l'huile essentielle de petit grain bigarade, dans le but de calmer les pensées obsédantes ou à tout autre régulateur comme Rescue, en cas de choc émotionnel,

- vider le stress de la journée, en se prodiguant un petit massage détente aux huiles essentielles,

- lire et prendre plaisir à ce qu'on lit. Lors d'une expérience visant à comparer l'incidence négative d'un ordinateur ou d'une tablette sur l'endormissement avec un livre, il a été démontré que la lecture facilite l'endormissement ainsi qu'un meilleur sommeil.

- réaliser le noir le plus total dans la chambre, afin de sécréter l'hormone du sommeil, la mélatonine.

Outre les boissons excitantes comme le café, le coca, le thé, les aliments protéinés perturbent le sommeil, en libérant des acides aminés précurseurs de la dopamine, hormone plutôt stimulante.

• En se réservant du temps pour soi et en évitant toutes situations de stress

Le travail, les obligations professionnelles ne doivent pas être une fin en soi, ni un prétexte à ne jamais s'accorder de repos ; en effet, il est capital pour être bien avec soi et son entourage, de se réserver des moments de calme, de détente sans programme, pour se laisser porter par les envies du moment.

Il est tout aussi nécessaire et même vital de se soustraire provisoirement de son entourage proche, afin de se réapproprier son espace et de se retrouver. Le moment et l'espace pour soi sont des éléments déterminants, pour rétablir un équilibre physique et psychique.

L'effet détente peut se réaliser grâce à de belles musiques, de beaux textes, de créations artistiques. S'adonner à ses passions en y mettant son âme est facteur de bonheur. La méditation, l'introspection, l'immersion contemplative dans la nature sont des instants de plénitude, hautement ressourçants.

L'idéal serait donc, de répartir de façon équitable son temps entre le travail, les moments pour soi et les moments réservés à ses proches. Ainsi, pourrons-nous ressentir dans cet équilibre, l'immense satisfaction de vivre pleinement sa vie, sans en avoir sacrifié un pan.

D. Se soustraire de toutes pollutions

Sans pour autant être paranoïaque, il faut reconnaître que nous sommes cernés de pollutions diverses et variées de plus en plus nombreuses. Plutôt que de diaboliser cet environnement pollué de toute part, face auquel nous sommes quelque peu démunis, tentons de nous y adapter, en trouvant les solutions susceptibles de minimiser ses effets sur notre santé.

• les pollutions électromagnétiques ou électriques

La technologie informatique à outrance rend d'immenses services, il faut bien le reconnaître, mais à quel prix ? Au prix de matraquages intempestifs d'ondes électromagnétiques, perturbatrices de notre énergie vitale et très agressives pour nos cellules.

En effet, on a recensé les nombreux risques liés à l'exposition aux ondes, génératrices de stress électromagnétique, se caractérisant par une baisse de la production de mélatonine, avec répercussion sur le sommeil et sur l'humeur (irritabilité, dépression, crises d'épilepsie augmentées), ainsi que par l'altération de la vigilance, de la concentration et de la mémoire, assortie de conséquences fâcheuses sur un long terme. On relève également une baisse notoire de l'immunité, des troubles cardiovasculaires et oculaires, des maux de tête, des douleurs et raideurs musculaires consécutives à l'acidification du terrain, un vieillissement prématuré avec risque d'athérosclérose, sans compter des troubles de la fertilité et un risque de fausses couches chez la femme enceinte.

Tout cela n'étant pas neutre, il faut être conscient de l'impact de cette réalité électromagnétique et ne pas se voiler la face, comme les autorités sanitaires aiment à le faire, avant de réagir devant l'ampleur des dégâts. Dans la mesure du possible, il est souhaitable de réduire l'utilisation de ces appareils. A l'heure actuelle, comme il n'est plus concevable de s'en passer, adoptons notre comportement pour réduire l'impact délétère de ces ondes omniprésentes, qui font désormais partie intégrante de notre quotidien.

Pour ce faire, évitons en première instance tout appareil électrique ou électromagnétique dans la chambre à coucher, lieu où l'on est censé recharger ses batteries. S'il est impossible de faire autrement, débranchons systématiquement avant de dormir tout matériel, que ce soient PC, téléphone, tablette ou ordinateur, poste de télé, lecteur de DVD ou CD…

Il faut savoir qu'un appareil sous tension continue d'émettre.

Pour gagner en qualité de sommeil, il est recommandé de ne pas regarder trop longtemps la télévision et de ne pas utiliser téléphones portables, tablettes ou autres écrans d'ordinateur, avant de se coucher, car ces appareils émettent une lumière bleue scientifiquement reconnue comme perturbatrice du sommeil. En effet, il a été prouvé que ce rayonnement inhibe la sécrétion de la mélatonine, l'hormone du sommeil et désoriente l'horloge biologique.

Il existe sur le marché des « neutraliseurs » d'ondes électromagnétiques ainsi que des « protecteurs d'aura », susceptibles de nous préserver des méfaits des ondes électromagnétiques.

• Les diverses pollutions chimiques

L'heure n'est plus de faire du catastrophisme plus que de raison, mais de prendre conscience qu'il existe toujours des solutions, même dans les cas les plus désespérés. Nous avons tous mesuré l'ampleur des pollutions, qui envahissent notre espace : l'air, l'eau, le sol, l'alimentation, les produits d'hygiène et de beauté…

La conscience de l'incidence de ce phénomène très inquiétant sur notre santé doit nous inviter à être créatif, inventif, pour remédier à leurs méfaits.

Les choses évoluent dans le bon sens, grâce aux clignotants, qu'allument régulièrement les différents médias, en nous alertant des dangers ou relatant les ravages déjà réalisés par ces pollutions.

Forts de ces mises en garde, tournons-nous vers ceux qui innovent, inventent pour un mieux-être, trouvent des solutions, des parades, des alternatives, des antidotes ou repensent même tout un système, qui a échoué dans son fonctionnement. En effet, il est possible :

- de purifier l'eau du robinet à l'aide d'un purificateur d'eau, car même après avoir été traitée, cette eau contient de nombreux éléments indésirables. Pour l'achat de ce genre de matériel, il est important de bien s'informer, car il en existe beaucoup sur le marché, tous n'offrant pas les mêmes garanties ni les mêmes performances.

- de purifier l'atmosphère de son intérieur. La méthode la plus simple consiste en la diffusion d'huiles essentielles, à l'aide d'un diffuseur électrique, qui micronise l'huile essentielle et la diffuse dans l'atmosphère en fines particules ou à l'aide d'un diffuseur à la vapeur d'eau, dans laquelle sont entraînées les particules d'huile essentielle. Le purificateur d'air, plus volumineux sera beaucoup plus performant. Là aussi, il faudra bien se renseigner au moment de l'achat. La mesure de base restant bien évidemment l'aération régulière de son habitation, dont l'intérieur est souvent plus pollué que l'air extérieur.

- de s'oxygéner ou plus exactement améliorer l'assimilation de l'oxygène par les cellules grâce à un procédé appelé oxygénation biocatalytique, inventé par René Jacquier, qui a fait notamment ses preuves lors d'insuffisances respiratoires mais également dans bien d'autres domaines ; quelques cures régulières de plusieurs semaines seront des plus salutaires pour redonner vie aux cellules. De même que respirer le bon air de la campagne, de la forêt ou de la mer oxygène et dynamise l'organisme.

- de manger des fruits et des légumes sains, récoltés par des agriculteurs de la filière Bio, qui ont la conscience et le respect de la Terre ainsi que de l'Humain.

- de faire son ménage avec des produits « vieux comme le monde », utilisés depuis la nuit des temps par nos aïeules, inoffensifs pour l'homme et l'environnement comme le savon noir, le vinaigre blanc, le bicarbonate de soude ou même le citron.

- de soigner sa peau et se maquiller avec des produits naturels biologiques, exempts de tout produit de synthèse.

Ce que l'on sait moins, bien que les médias commencent à mettre l'accent sur leur dangerosité potentielle, c'est que les cosmétiques dans leur ensemble contiennent des produits dérivés de la pétrochimie, en vue de les stabiliser, les conserver ou les colorer ; utilisés quotidiennement, ils présentent une réelle toxicité pour l'organisme, puisqu'ils franchissent la barrière cutanée et de ce fait passent directement dans le sang. Entretenir sa peau, se maquiller au quotidien avec des produits issus de l'industrie cosmétique biologique, respectueuse de notre santé écarte des dangers potentiels, que l'on encourt en utilisant régulièrement des produits n'offrant pas cette garantie.

L'industrie cosmétique traditionnelle, consciente de ce danger sur un long terme mais surtout animée du désir de se conformer aux aspirations des consommatrices, épure petit à petit ses formules, en excluant les molécules de synthèse indésirables. La recherche dans ce domaine s'est montrée réactive et ingénieuse, en reformulant les cosmétiques à l'aide d'excipients naturels.

- de s'arrêter de fumer grâce à de nombreux procédés naturels comme l'acupuncture, l'auriculothérapie ou l'oxygénation biocatalytique…

Grâce aux lois interdisant de fumer dans les lieux publics, il est désormais plus aisé de s'extraire du tabagisme d'autrui.

Il est rassurant de constater que, pour survivre l'homme, être de génie et d'intelligence, est capable de trouver la parade à l'adversité et de s'adapter en toutes circonstances. C'est à ce titre, que nous devons rester optimistes et confiants en l'avenir et en la vie.

E. Réserver les médicaments pour les pathologies graves

Les médicaments

Ils ont démontré toute leur utilité et leur efficacité dans de nombreuses circonstances. Néanmoins les scandales en cascade nous font réaliser, que les médicaments ne sont pas anodins et qu'il ne faut, en aucun cas y avoir recours de façon systématique, de surcroît sans l'avis d'un médecin expérimenté, conscient des dangers éventuels de ses prescriptions. Nous avons fait trop facilement confiance et ce, pendant trop longtemps aux solutions miracles, que nous proposaient les laboratoires pharmaceutiques. Grâce en partie aux médias, notre naïveté, notre confiance aveugle face à ces géants, parfois peu scrupuleux et respectueux de notre santé, ont volé en éclats.

Les molécules de synthèse, dont sont constitués les médicaments sont très mal reconnues par la cellule et difficilement traitées par l'organe filtre de l'organisme, qu'est le foie. En fait, l'énergie de vie, dont est animée la cellule est en phase avec l'énergie de la nature et non avec la chimie de synthèse.

Les surcharges médicamenteuses malmènent le foie, qui de ce fait peine à assumer sa fonction de détoxication. Les toxines et les toxiques non traités errent alors dans le sang circulant, pour venir se déposer sur des organes, en produisant les fameux « effets secondaires ».

Lorsque les effets secondaires sont traités par d'autres molécules de synthèse, il s'ensuit un engrenage infernal de surcharge hépatique, qui à terme, produit des catastrophes parfois irrécupérables.

Trop de médicaments est néfaste à notre organisme ; cependant, ne les bannissons pas car ils s'avèrent nécessaires et indispensables en cas de pathologies graves.

La consommation intempestive de molécules de synthèse fait, qu'au lieu de soigner notre organisme, nous le polluons, l'intoxiquons, jusqu'à le conduire à la maladie.

Au-delà des considérations purement sanitaires, il faut prendre conscience, que nous apportons par nos éliminations (urines, selles, crachats...) notre contribution à la pollution de la planète. En effet, nous retrouvons dans l'eau que nous buvons des hormones, des molécules d'antibiotiques ou tout autre produit indésirable, que nous avons au préalable ingérés puis en partie rejetés par nos urines et excréments.

La plupart des médicaments en agissant sur le ou les symptômes, soulagent provisoirement sans vraiment éradiquer la problématique, puisqu'ils n'interviennent pas sur la cause.

Dans le cas de rhumes à répétition notamment, la pratique traditionnelle consiste à faire cesser coûte que coûte l'écoulement nasal, alors que la naturopathie opte pour le renforcement de l'immunité tout en respectant l'élimination des miasmes.

Les antibiotiques trop systématiquement prescrits, non seulement détériorent la flore intestinale, mais induisent à terme des résistances inquiétantes. Un tel traitement doit toujours s'accompagner de ferments lactiques ou probiotiques, pour contrecarrer les méfaits des antibiotiques sur la flore intestinale.

Les vaccins

Bon nombre d'études très sérieuses mettent en lumière la dangerosité des vaccins, si bien qu'une partie de la communauté médicale internationale commence enfin à s'en inquiéter. La vaccination intempestive contre tout et n'importe quoi, n'est pas sans présenter de sérieux inconvénients sur la santé des nourrissons, enfants et adultes, qu'elle est censée protéger.

Les vaccins, pour la plupart contiennent des substances toxiques comme le formaldéhyde (cancérigène), le mercure et l'aluminium, deux métaux lourds neurotoxiques ou le phénoxyéthanol (conservateur toxique), qui chez l'enfant peuvent nuire aux niveaux nerveux et immunitaire.

Bon nombre de maladies nerveuses comme le Parkinson et l'Alzheimer sont reconnues comme étant en partie dues à une intoxication à l'aluminium.

D'autre part, des études récentes ont mis en évidence un lien probable entre la vaccination contre la rougeole et la recrudescence de l'autisme.

Plutôt que stimuler les défenses de l'organisme, les vaccins en rafales ou la polyvaccination matraquent l'organisme, pouvant rendre malade à vie et parfois même conduire à la mort ; beaucoup en ont déjà fait les frais d'une vaccination non justifiée contre l'hépatite B, la grippe H1N1, le papillomavirus …

Avant de se faire vacciner, il faut en évaluer le risque, sachant qu'un renforcement de l'immunité à l'aide de produits naturels sera toujours le meilleur moyen de se protéger contre la maladie en général.

F. Se soigner le plus naturellement possible

Bien souvent, faute de connaissance en la matière, nous recourons de façon systématique aux médicaments, alors que nous pourrions tirer bénéfice de remèdes naturels sans courir de risque.

Depuis des millénaires, nos ancêtres ont puisé dans l'éventail des remèdes, qu'offre la nature pour se soulager ou se guérir.

Fort de ce qui a été énoncé plus haut, le temps est venu de rouvrir la pharmacopée d'antan et de s'en inspirer. Pourquoi recourir systématiquement à des molécules de synthèse, alors que des molécules naturelles, inoffensives, qui ont fait leurs preuves pendant des milliers d'années, produisent les mêmes effets sans occasionner de problème secondaire ? Attention cependant, ce n'est pas parce qu'un produit est naturel, qu'il ne présente pas de danger. Je pense en particulier aux huiles essentielles pouvant présenter des problèmes, si elles sont mal utilisées ; d'où l'importance de se référer à un conseil averti et compétent.

L'arrogance, le mépris ou l'ironie de certains envers ce patrimoine médicinal ancestral leur fait oublier la connaissance, l'expérience et l'investissement de nos anciens, en termes d'observations et de recherches. Fort heureusement, l'empirisme de leurs découvertes a été validé plus tard par la science, qui s'est appuyée sur ces acquis pour avancer à pas de géants. Nier cela relève de la mauvaise foi ou d'un obscurantisme inquiétant.

Eblouis par les progrès de la science, nous avons perdu au fil du temps tout bon sens ou sens de l'observation, pour épouser aveuglément les causes et les vérités de l'industrie pharmaceutique. Nous devons réhabiliter la Nature dans sa capacité à soigner, à guérir ou à rétablir l'équilibre fragile, dont est constituée et souffre notre santé.

Les produits naturels bien ciblés agissent avec efficacité, dans le respect et l'intégrité du corps.

Par exemple, lors de la ménopause, période à laquelle la production d'hormones comme les oestrogènes et la progestérone est fortement diminuée (entraînant des désagréments tels que des bouffées de chaleurs, des suées nocturnes, une certaine irritabilité ou même une déminéralisation osseuse ou ostéoporose), au lieu de recourir au traitement hormonal substitutif ou THS, accusé d'augmenter les risques de cancer du sein et d'accidents cardiovasculaires entre autres, on peut tout à fait envisager un traitement naturel à base de phyto-oestrogènes comme l'angélique chinoise, l'huile de lin très riche en acides gras polyinsaturés, la sauge ou le houblon.

Il en est de même concernant les antidépresseurs, prescrits trop systématiquement et créant rapidement une dépendance à ces molécules ; ils pourraient être aisément remplacés par le millepertuis ou le griffonia, riche en 5 hydroxytryptophane

(5HTP), précurseur de la sérotonine, dont les effets contre la morosité, la dépression et les maux de tête ont été prouvés.

Un apport en lithium et magnésium a également fait ses preuves dans les moments de déprime.

Pour une infection, l'éventail thérapeutique est large, puisque l'argent colloïdal, le chlorure de magnésium, la propolis ou l'extrait de pépins de pamplemousse, ainsi que de nombreuses huiles essentielles peuvent aisément en venir à bout.

Le désir d'un rapport doux et respectueux à notre corps est profondément inscrit en chacun de nous ; pour y répondre, nous devons être à l'écoute de nos besoins fondamentaux, en lui prodiguant des soins emprunts de mesure, d'intelligence et de bon sens.

Il est absurde et parfois lourd de conséquences de tirer au bazooka sur une mouche, alors qu'il suffirait d'une tapette pour la chasser ; c'est ni plus ni moins ce que nous faisons, en utilisant des produits démesurément forts. Pourquoi vouloir enrayer un banal mal de gorge par une antibiothérapie, alors qu'il suffirait de mâcher pendant plusieurs jours des morceaux de propolis ou d'absorber quelques gouttes d'extrait de pépins de pamplemousse ou d'utiliser conjointement quelques huiles essentielles bien ciblées comme l'eucalyptus radiata ou l'arbre à thé pour en venir à bout ?

La nature grâce au large éventail de remèdes naturels, qu'elle offre permet d'assurer la couverture thérapeutique de première instance. Il serait vraiment dommage de s'en priver !!!

Hélas, pour beaucoup, la réponse à cette abondante générosité se résume à afficher un scepticisme moqueur voire un réel dédain. Cet obscurantisme va même, jusqu'à réfuter les scandales, relayés par la presse ou les médias, concernant la dangerosité de plus en plus de médicaments.

Au bénéfice de notre bien-être ainsi que de l'humanité entière, réactivons notre discernement et notre sens critique, en remisant naïveté et crédulité envers les affirmations motivées par le profit et l'argent et faisons évoluer notre regard sur la vie, sa préciosité et le respect qu'on lui doit ; autrement dit, élevons notre champ de conscience.

Ouvrons notre cœur et soutenons tous ceux, qui s'investissent pour faire évoluer les mentalités, les esprits, les façons de faire, dans l'amour et le respect de tous et de la planète.

Bien que nous n'en soyons pas conscients, en appliquant quotidiennement ces règles de vie, nous apportons notre contribution à l'humanité toute entière.

Principes d'hygiène à appliquer plusieurs fois par an

Outre les soins, que nous devons apporter journellement à notre corps, il est vivement recommandé d'y adjoindre des soins complémentaires d'hygiène pour parfaire notre état de santé.

Parmi eux, un nettoyage biannuel de l'organisme, une ou deux cures de nutriments fondamentaux pour recharger et dynamiser la cellule, la vérification régulière de l'équilibre acido-basique et la restauration de la muqueuse intestinale avec réensemencement de la flore intestinale, à raison de 2 à 3 fois par an.

De plus, compte tenu de notre comportement alimentaire, privilégiant une alimentation surabondante au détriment d'une élimination insuffisante, nous tirerons un réel bénéfice à nous mettre « hors service » de temps à autre, en faisant quelques pauses alimentaires.

A. *Nettoyage de l'organisme*

Au même titre qu'un moteur, il faut éviter l'encrassement de notre corps pour son bon fonctionnement et le prolonger dans le temps.

Il est tout à fait admis par notre société de vidanger un moteur, alors qu'il est nettement moins évident pour bon nombre d'entre nous de faire de même, s'agissant de notre organisme.

Or, sachant que tout s'articule dans notre corps avec la précision d'une horloge, où chaque pièce, aussi petite soit-elle remplit sa fonction, on peut comprendre aisément que le moindre grain de sable dans le rouage peut gripper le bon fonctionnement de l'ensemble de notre organisme.

En effet, la suralimentation ainsi que l'alimentation carencée (hélas ! trop souvent les deux) conduisent inéluctablement à l'encrassement général du corps.

C'est pour cette raison, qu'il est indispensable de procéder à un nettoyage de l'organisme, par stimulation de ses émonctoires au moins 2 fois dans l'année, principalement au printemps et à l'automne ; les émonctoires ou organes d'élimination, au nombre de cinq étant les reins, les intestins, les poumons, le foie et la peau.

En début de saison, il est généralement conseillé d'effectuer un drainage, consistant à soulager les émonctoires pour relancer l'organisme. Ce drainage est aussi préconisé, lors de pathologies aigues ou aux lendemains de fêtes bien arrosées. La sève de bouleau, parmi tant d'autres draineurs a démontré toute son efficacité dans ce domaine.

Ce procédé répété régulièrement dans l'année, évite l'installation d'un état chronique.

L'encrassement de l'organisme trouve sa cause principalement dans une surproduction de toxines, générées au cours de l'activité métabolique ou lors de la modification des aliments. L'élimination de ces toxines, appelée détoxination se réalise de façon ponctuelle, sur une durée d'environ trois semaines, grâce à des plantes telles que l'artichaut, le boldo, le chardon-marie ou le romarin.

Les diverses pollutions, auxquelles nous sommes confrontés quotidiennement nous encrassent de leurs toxiques, en bloquant de nombreux mécanismes cellulaires. Parmi les toxiques environnants, nous déplorons l'omniprésence de métaux lourds, dans de nombreux domaines de notre vie ; le cadmium dans les cigarettes, le béryllium dans les amalgames dentaires, l'aluminium et mercure dans les vaccins, le mercure également dans la chair des gros poissons de fin de chaîne alimentaire comme le saumon et le thon, en sont les exemples les plus courants.

En plus des médicaments que nous ingérons directement, nous nous polluons d'autres molécules médicamenteuses, en consommant des chairs animales traités aux hormones de croissance ou antibiotiques.

Nous respirons au quotidien les gaz d'échappement, les émanations de solvants, de détergents et mangeons des fruits et légumes traités aux pesticides et herbicides ; la liste des « agresseurs toxiques » est hélas fort longue !

Nous trouverons donc un réel bénéfice à éliminer de notre organisme ces molécules étrangères indésirables, qui à force d'accumulation présentent un réel danger pour notre santé ; on parle alors de détoxication. Pour remédier à cet empoisonnement potentiel, la cure d'argile verte ventilée, à raison de 2 à 4 fois par an, est vivement recommandée. Cette cure de 21 jours consiste à boire, le matin à jeun l'eau d'argile, obtenue après décantation d'une cuiller d'argile mélangée dans de l'eau, la veille au soir. De même que l'on pourra recourir à des algues comme la chlorella ou la klamath ainsi qu'au jus d'herbe d'orge, richement pourvus en chlorophylle et en cellulose, capables de capter les toxiques pour les éliminer ensuite par voie intestinale.

L'organe le plus largement sollicité lors de ces différents procédés d'élimination est le foie.

Rappelons au passage, que la cellule hépatique ou hépatocyte réalise plus de 500 fonctions métaboliques différentes. Ceci n'occulte en rien le rôle capital des quatre autres émonctoires.

B. Recharge cellulaire

Un nettoyage quel qu'il soit, s'accompagne souvent d'une fuite en nutriments et plus particulièrement en minéraux ou oligoéléments.

En effet, après avoir débarrassé la cellule de tout ce qui entrave son bon fonctionnement, il relève du bon sens de soutenir l'organisme, en lui apportant les éléments nutritifs, indispensables à un redémarrage efficace du fonctionnement cellulaire.

D'autre part, malgré l'abondance de nourriture et en partie à cause de la mal bouf, nous sommes pour la majorité d'entre nous carencés en nutriments fondamentaux.

Le caractère carentiel de notre alimentation est inquiétant, car il conduit insidieusement et inexorablement à l'épuisement cellulaire. Cela s'explique par le fait, que la cellule manquant de catalyseurs et de cofacteurs normalement fournis par une alimentation saine et équilibrée, se voit dans l'impossibilité d'accomplir ses réactions enzymatiques et métaboliques.

Plusieurs facteurs sont à l'origine des carences comme :

- le peu de fruits et de légumes frais et mûrs, que nous consommons, les récoltes réalisées avant maturité, l'épuisement des sols, la consommation excessive de produits raffinés ou de préparations industrielles,

- la forte présence de métaux lourds dans notre corps, qui inactivent les oligoéléments en se combinant à eux,

- trop de stress, trop de fatigue et d'épuisement ou même la pratique intense d'un sport, à l'origine de pertes importantes en précieux minéraux. De telles fuites minérales conduisent à l'acidification tissulaire, elle-même nourrie à l'infini par le cycle infernal stress>>acidose>>stress,

- le mauvais état de la muqueuse intestinale, engendrant une mal absorption des nutriments.

Pour remédier à cet état carencé, nous devons nous supplémenter en nutriments indispensables, souvent absents de notre alimentation, pour nourrir en profondeur la cellule et lui permettre d'effectuer toutes ses réactions métaboliques.

Parmi les éléments fondamentaux, nous comptons les acides gras polyinsaturés, les oligoéléments, les minéraux, les antioxydants et les vitamines.

• Les acides gras polyinsaturés

Il existe 2 grandes familles d'acides gras ou AG : les AG saturés et les AG insaturés

Les AG saturés considérés abusivement comme de mauvaises graisses, présentent certes peu d'intérêt sur le plan nutritionnel. On les retrouve surtout, dans les produits d'origine animale (viandes, charcuteries, laitages…), dont la consommation excessive favorise l'augmentation du taux de cholestérol ainsi que l'encrassement des vaisseaux sanguins. Rappelons cependant, que les produits animaux sont pourvoyeurs de protéines de qualité. Pris en quantité importante, ces AG saturés sont responsables d'inflammations. Ils doivent être consommés avec modération, sans les exclure totalement de notre nourriture, car ils présentent des avantages non négligeables, puisqu'ils produisent les prostaglandines de série 2 ou PGE2, jouant un rôle majeur dans l'agrégation plaquettaire et la cicatrisation.

La grande famille des AG insaturés retiendra davantage notre attention et plus particulièrement les acides gras polyinsaturés (AGPI), anciennement regroupés sous l'appellation de vitamine F.

Les AG insaturés regroupent deux sous familles : les AG mono-insaturés et les AG polyinsaturés.

L'organisme ne pouvant les synthétiser, certains sont dits essentiels, tant leur rôle est capital au niveau endocrinien, de l'immunité, du processus anti-inflammatoire, de la protection cardiovasculaire et articulaire ainsi qu'aux plans psychique et nerveux… Il faut donc apporter quotidiennement ces indispensables AGPI dans notre alimentation.

On les trouve principalement dans les huiles vierges de première pression à froid, dans les huiles de petits poissons des mers froides se nourrissant de plancton riche en oméga 3, dans les œufs de poules élevées en plein air et nourries au grain, dans les chairs d'animaux élevés à l'herbe, dans certains végétaux comme le pourpier, la mâche ou le potiron ainsi que dans les algues.

Les carences en AGPI entraînent des troubles très divers : problèmes cutanés, allergies, affections ORL chroniques, syndrome dépressif, désagréments féminins comme le syndrome prémenstruel et la ménopause…

Dans la famille des AGPI, on distingue 2 groupes : **les omégas 6 et omégas 3**.

Les omégas 6, dont le chef de file est l'acide linoléique AL. Dans ce groupe, le GLA ou acide gamma-linolénique est l'acide gras essentiel pour synthétiser les prostaglandines de série 1 ou PGE1, ainsi que les prostaglandines de série 2 ou PGE2 ; le GLA étant lui-même synthétisé grâce à un apport optimal en nutriments, nécessaires aux réactions métaboliques de transformation.

Les principaux pourvoyeurs de GLA sont les huiles d'onagre et de bourrache.

Les aliments les plus riches en omégas 6 sont les huiles de tournesol et de pépins de raisin. Les oléagineux en sont pourvus, de même que les graines de courge et de lin, réputées plutôt pour leur teneur en omégas 3.

Les omégas 3, dont le chef de file est l'acide alpha-linolénique AAL.

En fin de chaîne métabolique, on recense les omégas 3, EPA et DHA, grands fournisseurs de prostaglandines de série 3 ou PGE3, aux propriétés anti-inflammatoires, immunomodulatrices, antiallergiques, protectrices cardiovasculaire et articulaire.

Les huiles les plus riches en omégas 3 sont les huiles de colza, noix, lin, chanvre, périlla et cameline.

Ce sont les erreurs alimentaires, qui sont le plus souvent à l'origine de carences en omégas 3 ; en effet, nous consommons trop peu, voire pas du tout d'huiles vierges de première pression à froid ou de petits poissons gras, très riches en omégas 3 (EPA et DHA), alors que notre consommation de viande, de charcuteries et de laitages est beaucoup trop importante.

Pour des raisons pratiques et de coût, nous achetons en super marché des chairs de volailles ou d'animaux élevés en batterie, poussés à l'extrême, nourris de mélanges aberrants (issus de divers recyclages), vaccinés, soignés aux antibiotiques, traités aux parasiticides, dont les effets préoccupants sur notre santé ne sont plus à démontrer.

La consommation abusive de produits industriels surchargés en graisses saturées et omégas 6, ainsi que de produits riches en huile de palme est nocive pour notre santé.

C'est le déficit en omégas 3, couplé d'un excès d'omégas 6 dans l'alimentation, qui fait le lit des inflammations, des maladies dégénératives voire des cancers.

Outre les huiles de première pression à froid, riches en acides gras essentiels, que l'on doit consommer quotidiennement aux deux repas principaux, en assaisonnement de crudités par exemple, les petits poissons des mers froides comme la sardine, l'anchois, le maquereau et le hareng doivent faire régulièrement partie intégrante de l'alimentation hebdomadaire, à raison de 3 ou 4 fois par semaine.

Un bémol cependant pour le saumon ainsi que certains gros poissons gras, bien que réputés pour leur teneur en omégas 3 sont chargés de métaux lourds, du fait qu'ils se nourrissent eux-mêmes de poissons, pour la plupart pollués. La prudence s'impose concernant leur consommation excessive ; en cas de grossesse ou d'allaitement, la consommation de ces poissons doit demeurer occasionnelle.

Afin d'accomplir les transformations métaboliques à partir de ces AG essentiels, la cellule doit effectuer des réactions enzymatiques, dépendantes elles-mêmes de catalyseurs, qui ne sont autres que les oligoéléments, les minéraux et les vitamines...

• Les oligoéléments

Ce sont des minéraux présents en très faible quantité dans l'organisme ; oligo, en grec signifiant « peu ».

Ces « éléments traces essentiels » sont indispensables, en tant que régulateurs de nombreuses réactions biochimiques et catalyseurs de réactions enzymatiques. On compte parmi eux le zinc Zn, le cuivre Cu, le manganèse Mn, le sélénium Se, le cobalt Co, le chrome Cr, le molybdène Mo…

Une à deux cures annuelles d'oligoéléments provenant soit de l'eau de mer, soit de l'argile sont souhaitables pour « rebooster » le fonctionnement enzymatique de l'organisme.

• Les minéraux

Les minéraux majeurs comme le calcium Ca, le magnésium Mg, le potassium K, le phosphore P, le sodium Na ou le fer Fe se trouvent en quantités importantes dans l'organisme ; jusqu'à un kilo pour le calcium.

Ils interviennent dans le fonctionnement de nombreux systèmes : enzymatique, immunitaire, hormonal, nerveux et même musculaire et osseux.

- **Le calcium Ca** agit au niveau osseux dans la croissance et la protection des os et des dents et participe à la contraction musculaire, plus particulièrement au niveau cardiaque. Son action sur l'humeur et sur le sommeil ainsi que sur la concentration et la mémoire est notoire.

Son assimilation est favorisée grâce à la vitamine D.

Les produits laitiers sont connus pour leur apport conséquent en calcium mais les graines, les oléagineux, les légumineuses et légumes verts, certains fruits frais et secs en contiennent aussi énormément. Les algues, les sardines avec arêtes ainsi que les crevettes en sont très riches.

- **Le magnésium Mg** présente des actions similaires au Ca aux niveaux nerveux et musculaire ; il potentialise l'absorption du Ca, pour une meilleure solidité des os et des dents. Son rôle est capital dans de nombreuses réactions métaboliques.

Son déficit souvent trop fréquent est responsable de crampes, de palpitations cardiaques, d'insomnie, d'anxiété ou de grande fatigue.

Les fruits de mer, les algues, les légumes verts, les céréales, les légumineuses, les oléagineux, le tofu, le cacao et le chocolat noir en sont richement pourvus.

- **Le phosphore P** assure la formation et la consolidation des os et des dents, en collaboration avec le Ca. Il intervient en faveur de l'équilibre acido-basique de l'organisme et participe au bon fonctionnement du cerveau, par l'élaboration de cellules nerveuses.

Il est bien connu que manger du poisson et des fruits de mer apporte une quantité de phosphore, supposé rendre intelligent et performant. Mais, d'autres aliments comme la levure alimentaire, le germe de blé, les graines et les oléagineux, les fromages et le chocolat en sont de bonnes sources.

- **Le fer Fe** assure la formation de l'hémoglobine, dont la fonction est de transporter l'oxygène aux tissus. Il participe au métabolisme énergétique et augmente les fonctions cognitives.

Le fer est mal absorbé par l'organisme ; alors que le thé diminue son absorption, la vitamine C la potentialise. Il est de ce fait conseillé de boire du thé à distance des repas. Ce sont les produits animaux, comme la viande rouge maigre, la volaille, les abats, le boudin noir ainsi que les poissons et fruits de mer, dont le fer, dit héminique est le mieux absorbé.

Le fer non héminique, contenu dans les légumineuses, légumes verts, algues ou oléagineux présente un taux d'absorption dérisoire de l'ordre de 1 à 5 %. A cause de leurs menstruations, les femmes sont souvent sujettes aux carences en fer, responsables à terme d'anémie.

- **Le potassium K** est garant du bon fonctionnement du cœur ; il prévient les maladies cardiovasculaires en diminuant la tension artérielle. Comme le Mg, il limite les crampes et les douleurs musculaires. Il participe à l'équilibre acido-basique en association avec le Ca, Na et Mg. Le fruit le plus réputé pour contenir du K est la banane mais la pomme de terre, la patate douce, la châtaigne, le cacao, la levure, les fruits frais et secs et certaines épices comme le curcuma, le cumin, le curry, le gingembre et le poivre en sont également pourvus.

- **Le sodium Na**, constituant du sel, est indispensable à l'organisme ; sa consommation excessive est responsable de nombreux troubles, dont les plus connus sont l'hypertension et les maladies cardiovasculaires. Le déséquilibre acides-bases ainsi qu'une fonte osseuse font également partie des risques de sa surconsommation. L'apport recommandé en sel se situe entre 2 g et 8 g par jour. L'alimentation industrielle est largement dosée en Na ; c'est pour cette raison, qu'il faut consommer les plats préparés, les poissons fumés ou les charcuteries, à titre exceptionnel. Attention aussi à la consommation excessive de fromages ! Majoritairement, nous avons la fâcheuse tendance de resaler nos plats avant même de les avoir goûtés, ce qui est fort préjudiciable pour notre santé, comme nous l'avons vu plus haut. La parade à ce « salage » systématique sera de remplacer le sel par des épices (curcuma, gingembre, curry), des herbes aromatiques ou autres condiments comme l'ail, l'oignon ou l'échalote, qui s'avèrent fort intéressants pour gérer la glycémie. Tous ces ingrédients déclinés ensemble, non seulement feront oublier l'absence de sel, mais mettront en exergue d'autres parfums et saveurs et apporteront des nutriments profitables à notre corps.

Une nourriture variée et de qualité sera garante d'apports en minéraux précités ainsi qu'en d'autres minéraux, dont le rôle est loin d'être négligeable comme le cuivre Cu, l'iode I et le manganèse Mn.

• Les antioxydants AO ou anti-radicaux libres

Par définition, ils s'opposent à la prolifération des radicaux libres, responsables du vieillissement.

La production des radicaux libres est inéluctable, puisqu'à chaque fois que nos cellules utilisent de l'oxygène, des radicaux libres se forment. Ils sont omniprésents car directement liés à l'activité proprement dite des cellules. Cependant, la surproduction de radicaux libres fait le lit des inflammations et accélèrent le vieillissement.

Nous subissons plus particulièrement la nocivité des radicaux libres dans des situations de stress, lorsque nous nous exposons au soleil ainsi qu'à toutes autres pollutions, lorsque nous ingérons des aliments traités ou des médicaments et bien entendu, lorsque nous fumons.

Les radicaux libres, en s'attaquant à nos cellules, donc à notre code génétique (ou ADN) sont responsables de nombreuses maladies liées au vieillissement.

Parmi les organes cibles des radicaux libres, la peau est le plus bel exemple de vieillissement avec son cortège de rides, de tissus atones et affaissés et de tâches pigmentaires ; le cas extrême étant le cancer de la peau.

L'attaque radicalaire au niveau du cœur et des artères produit des maladies cardio-vasculaires.

Les maladies comme l'Alzheimer, le Parkinson, la cataracte, la DMLA, l'arthrose ou l'arthrite peuvent être considérées comme la résultante d'une action radicalaire intempestive.

Les antioxydants, apportés essentiellement par les fruits et légumes colorés nous protègent de nombreuses maladies, en piégeant les radicaux libres.

Les carences en antioxydants sont dues aux trop faibles consommations de ces aliments, à leur médiocre qualité due aux traitements chimiques qu'ils subissent, à la pauvreté des sols sur lesquels ils poussent, ainsi qu'aux conditions de vie actuelle, entachées de stress et de multiples pollutions.

L'enfant lors de sa croissance, la femme pendant sa grossesse, le fumeur sont de grands consommateurs d'antioxydants. De même que les infections, les maladies en général nous en font consommer énormément pour contrecarrer l'importante production radicalaire, liée à ces états.

Pour prévenir ce déficit, une bonne hygiène de vie ainsi qu'une alimentation riche en fruits et légumes frais, de qualité sont garants d'une bonne santé et d'une jeunesse préservées. Une complémentation nutritionnelle en antioxydants, sous forme de cures s'avère capitale pour les personnes, dont le mode de vie n'offre pas ces possibilités.

Parmi les principaux antioxydants, on recense :

- **La vitamine C**, se présentant comme l'antioxydant universel.

L'homme n'en fabriquant pas, contrairement aux espèces animales, il faut impérativement un apport journalier en vitamine C, pour répondre aux besoins de l'organisme.

On la trouve à forte concentration dans les plantes comme l'acérola, le cynnorhodon ou l'argousier. La majorité des fruits et légumes en est largement pourvue.

La protection antivirale et antibactérienne, qu'elle assure en cas de rhume et de grippe l'a rendue célèbre. La dose minimum est de 500 mg/j pour une protection efficace mais peut s'élever jusqu'à 4 gr/j en cas d'infections sévères, sans craindre pour autant le surdosage.

En cas de blessures et de brûlures, elle protège d'une éventuelle surinfection et assure une cicatrisation rapide.

Contrairement à celle de synthèse, la vitamine C naturelle n'empêche nullement de dormir. Elle est reconnue comme dopante mais non excitante.

Sa sensibilité à la chaleur, à l'air et au froid font d'elle une vitamine particulièrement instable. La cuisson même à faible température la détruit. Elle a aussi la faculté de potentialiser l'absorption du fer par la cellule ; c'est pour cette raison qu'on l'associe systématiquement à la spiruline, dont le fer est peu assimilable.

La vitamine C est préconisée aux sportifs, pour augmenter leurs performances et améliorer leur récupération à l'effort. Le fumeur, la femme sous pilule comme le consommateur d'aspirine, dépensant beaucoup de vitamine C doivent impérativement combler ce déficit par un apport quotidien.

- La vitamine E

On la trouve principalement dans les huiles végétales de première pression à froid. Son rôle est capital car elle protège la membrane cellulaire et en assure sa souplesse. Elle protège la peau de la déshydratation, en stimulant la formation de collagène, ciment de l'épiderme et s'oppose de ce fait au vieillissement cutané. Associée à la vitamine A, elle prévient le cancer de la peau dû au rayonnement solaire. Il serait vraiment réducteur de circonscrire son activité à ce qui vient d'être énoncé, tant ses propriétés sont nombreuses et importantes ; c'est pourquoi on recommande une prise quotidienne de 30 à 400 UI/j.

- Le béta carotène ou provitamine A

Précurseur de la fameuse vitamine A, on le trouve principalement dans les légumes colorés, carottes, abricots, mangues, patates douces, persil, l'algue spiruline, les baies de goji...

Pour une meilleure assimilation du béta-carotène, il faut adjoindre au légume ou au fruit qui en contient, un peu de matière grasse comme un oléagineux (amande, noix, noisette) ou une huile végétale.

La consommation de tabac et d'alcool lui est fatale. La dose journalière recommandée est 5 à 10 mg.

- Le lycopène

Le lycopène est reconnu pour la protection anti cancer de la prostate, qu'il confère à la tomate cuite. On le trouve aussi dans des fruits comme la pastèque, la goyave ou le pamplemousse.

Il s'avère également très bénéfique, dans la prévention des cancers du pancréas et de l'utérus. C'est le seul antioxydant, qui met la peau à l'abri des rayons UV ; néanmoins, à l'inverse de la vitamine C, le lycopène ne protège pas le cristallin de l'œil. Sa dose recommandée est de 5 à 10 mg/j.

- Le glutathion

Le glutathion est une protéine fabriquée par nos cellules à partir de certains acides aminés (acide glutamique, cystéine et glycine), dont le taux doit toujours être maintenu à son plus haut niveau, tant son action antioxydante est majeure. Sans lui, nous ne pourrions pas survivre. On relève des taux très bas de glutathion, chez les personnes atteintes de Parkinson, d'Alzheimer ou du sida ainsi que chez les personnes atteintes de cataracte ou DMLA, de problèmes au foie, de diabète ou d'athérosclérose. En fumant, nous mettons en danger notre taux de glutathion. Cet antioxydant de haute importance préserve nos gènes, notre ADN et protège nos cellules des effets secondaires de la radiothérapie et de la chimiothérapie.

Pour augmenter son taux en glutathion, il suffira d'absorber quotidiennement au moins 500 mg de vitamine C.

- La coenzyme Q10 ou ubiquinone

La coenzyme Q10 est issue des sardines, de la viande de bœuf, d'épinards ou d'arachides. A raison de 10 à 30 mg/j, la coenzyme Q10 ou encore nommée vitamine Q3 assure une excellente protection cardiovasculaire.

- L'acide alpha lipoïque

Cet antioxydant majeur, fabriqué à partir d'un acide aminé appelé cystéine, issu d'une alimentation riche en épinards, brocolis, rognons ou viandes de bœuf, présente une activité anti-oxydante puissante. De plus, il protège les autres antioxydants en les boostant. Pour sa contribution à l'élimination des métaux lourds responsables de maladies comme le Parkinson, l'Alzheimer, la myopathie, le diabète ou la cirrhose, il est préconisé à la dose de 50 à 100 mg/j.

- Le sélénium et le zinc

Ce sont deux oligoéléments à l'activité antioxydante.

La performance du zinc dans la réparation et la croissance cellulaire en fait un anti-âge de premier ordre. Il intervient dans plus d'une centaine de réactions enzymatiques différentes et participe à la fabrication de nombreuses hormones comme la testostérone, l'insuline, l'hormone de croissance, ainsi qu'à la défense immunitaire. Les huitres, le foie, le germe de blé, le pain complet, le jaune d'œuf, la viande de bœuf en sont très riches. Son absorption se trouve bloquée par la prise de fer et d'aspirine. Le zinc étant un excellent carburant pour les bactéries, on évitera sa prise durant une infection.

Le sélénium quant à lui est également un grand antioxydant, nécessaire entre autre à la bonne efficacité du super antioxydant, qu'est le glutathion.

Alors que le zinc lutte contre les désastres causés par les métaux lourds, le sélénium les chélate c'est-à-dire qu'il les neutralise en formant un sel de séléniure et c'est sous cette forme que le métal est éliminé par les urines.

Il est bien évident, que la liste d'antioxydants que j'ai dressée n'est pas exhaustive et que l'on pourrait en citer bien d'autres comme la rutine, le resvératrol ou la quercétine.

• Les vitamines

Elles étaient appelées autrefois « amines de la vie ». Présentes en très faibles quantités, elles sont néanmoins indispensables à la vie.

En plus des vitamines C et E, dont les propriétés ont été développées ci-dessus, on citera la vitamine A, les vitamines du groupe B, la vitamine K et la vitamine PP.

- **La vitamine A** encore appelée rétinol, dont la source principale réside dans les produits animaux comme la viande, le foie, les œufs, les poissons, les laitages (beurre et fromages) est surtout reconnue pour son action bénéfique sur la peau.

Elle joue un rôle indéniable sur la vision, permettant à l'œil de s'adapter à l'obscurité. Elle intervient aussi dans le processus de défense de l'organisme et de la reproduction.

- **Les vitamines du groupe B** interviennent dans le métabolisme des glucides, des lipides et des protéines. On les préconise pour fortifier les phanères (cheveux, ongles), améliorer la qualité de la peau et soutenir le système nerveux en cas de stress ; elles s'avèrent inefficaces, si l'on consomme conjointement alcool, sucre, café ou autres excitants. D'autre part, les carences en vitamines du groupe B sont à déplorer lorsqu'on fume, qu'on est sous pilule contraceptive ou sous médication (antibiotiques, sulfamides, tranquillisants).

Elles sont indispensables aux multiples réactions cellulaires, en tant que cofacteurs de réactions enzymatiques. Elles sont nombreuses et se différencient dans des rôles et activités, qui leur sont bien spécifiques.

Parmi elles, nous dénombrons les vitamines B1, B2, B3, B5, B6, B8, B9 et B12. On les trouve pour la plupart dans la levure de bière, l'enveloppe des céréales complètes, les légumes, les produits laitiers ou les œufs. En ce qui concerne la vitamine B12, beaucoup de végétariens et végétaliens en sont carencés car elle est contenue majoritairement dans les viandes, abats et fruits de mer. Ces derniers trouveront de la vitamine B12 dans les aliments lactofermentés, le tempeh (dérivé fermenté du soja) ou dans les algues (chlorella, klamath), qui en sont gorgés. Le manque trop fréquent de cette vitamine, essentielle à la formation des globules rouges, conduit à l'anémie.

Notre alimentation est très souvent carencée en vitamines du groupe B à cause du raffinage des céréales, de l'épuisement des sols, de la pauvreté de notre alimentation et en raison de cuissons trop élevées. L'âge, l'activité physique intense ou le stress contribuent aussi largement à la survenue de ces carences. Un apport complémentaire en vitamines B est vivement conseillé pour rétablir l'équilibre cellulaire.

- **La vitamine D** est produite dans l'organisme à partir d'un dérivé du cholestérol sous l'action du rayonnement solaire. Elle existe sous 2 formes : la vitamine D2 et la vitamine D3. Nous synthétisons plus de 80 % du taux en vitamine D recommandé, à la faveur d'une exposition solaire de 10 à 15 mn/jour, pouvant se réduire uniquement aux mains et au visage durant la période hivernale.

C'est sous la forme D3 que le corps utilise la vitamine D.

Dans l'alimentation, la fameuse huile de foie de morue, la chair du saumon ou de petits poissons (anchois, sardine, maquereau hareng), les œufs, le beurre et le foie de veau en recèlent de très faibles quantités.

La vitamine D influence plus de 200 gênes du génome humain ; c'est dire son importance.

Plus on vieillit, moins on synthétise la vitamine D, jusqu'à 4 fois moins dès la cinquantaine.

L'enfant ne doit pas en manquer sous peine de rachitisme ou de désordres neurologiques. Il faut donc l'exposer à la lumière solaire, dès son plus jeune âge.

On la connait pour son action sur le métabolisme du calcium, en favorisant sa fixation au niveau de l'os et son absorption au niveau intestinal.

La vitamine D aurait un rôle positif dans la prévention des maladies cardio-vasculaires, des cancers (sein, pancréas, vessie, endomètre et colon), des maladies auto-immunes, de l'inflammation de l'intestin et des fractures. Elle participe également au bon développement du fœtus et à la croissance harmonieuse de l'enfant.

Le déficit en vitamine D3 entraîne un cortège de troubles divers et variés comme l'asthme, l'infarctus, l'hypertension artérielle, la grippe saisonnière, les fractures de fatigue, l'ostéoporose, le diabète type 1, la sclérose en plaque (SEP) ou la leucémie…

Des études ont montré que les maladies neuro-dégénératives, comme le Parkinson et l'Alzheimer s'accompagnent aussi de carences en vitamine D.

- **La vitamine K**

Son rôle est déterminant, dans le processus de coagulation et dans la minéralisation osseuse. Certaines études ont montré son efficacité dans la prévention de fractures, chez les personnes âgées et chez la femme ménopausée ou en post-ménopause. Les légumes verts surtout (choux, épinards, haricots verts, avocat, persil, bette, asperge, pois, céleri, poivron) mais aussi les tomates, courges, graines de potirons, canneberges, foie, laitages et huiles de poisson en sont riches ; elle est également synthétisée au niveau intestinal par la flore bactérienne.

En résumé, un organisme manquant cruellement de ces nutriments fondamentaux présente inévitablement des signes de dysfonctionnement cellulaire, auxquels il est urgent de remédier en corrigeant l'alimentation, le mode de vie, en minimisant le stress ou à l'aide d'une complémentation nutritionnelle, à raison d'une à deux cures par an.

Le but d'une complémentation étant d'éviter l'épuisement de l'organisme, dont l'équilibre s'avère fragile compte tenu des conditions, dans lesquelles il évolue.

C. Vérification de l'équilibre acido-basique

La notion d'équilibre acido-basique demeure, pour la plupart d'entre nous abstraite et mystérieuse. Le mode de vie, l'alimentation comme certains facteurs environnants influent sur cet équilibre précaire, qu'ils peuvent rompre à tout moment.

La santé n'est en fait que le résultat d'équilibres et de justes milieux, au sein de l'organisme : trop comme pas assez peut se révéler préjudiciable et engendrer des troubles organiques puis des maladies.

Le pH (potentiel Hydrogène) mesurant le degré d'acidité ou d'alcalinité d'un liquide, en l'occurrence le sang, permet d'évaluer le rapport acides/bases de l'organisme.

Le pH sanguin doit afficher des valeurs comprises entre 7.36 et 7.42, compatibles avec un bon état de santé.

Les déviations dans l'une ou l'autre direction ont des incidences graves.

Un milieu trop acide fait le lit d'inflammations, de maladies dégénératives voire de cancers ; un milieu trop alcalin ou alcalose est un phénomène rare, rencontré dans des cas graves.

C'est pourquoi, nous devons redoubler de vigilance pour régler notre balance interne acides/bases.

Pour la plupart, l'acidification tissulaire provient de la difficulté à métaboliser les aliments acides ingérés et/ou les acides produits par l'organisme lui-même. Elle est responsable de troubles si disparates, qu'il semble difficilement concevable qu'ils soient issus de la même cause. En effet, elle peut s'exprimer par des douleurs diffuses et furtives, des rhumatismes, des rhumes chroniques, des dépressions nerveuses, des névralgies, des caries dentaires, des chutes de cheveux, des ongles fragiles et cassants, de la fatigue ou un état de stress permanent.

Il est tout à fait possible de remédier à cette acidification,

- en réajustant son alimentation ; ce qui consistera à supprimer dans un premier temps tous produits acides, à consommer quotidiennement mais modérément des produits acidifiants mais indispensables comme les protéines, et à user et abuser de produits dits basiques ou alcalinisants, riches en minéraux susceptibles de ramener à l'équilibre le rapport acides/bases.

- en bougeant le plus possible en vue d'éliminer les acides produits par l'organisme, par le biais de la transpiration et de la respiration. La sédentarité favorise l'acidification tissulaire. La respiration ample, profonde et surtout en plein air favorise l'élimination des acides volatils par les poumons.

- en réduisant dans la mesure du possible la consommation de médicaments, qui acidifient considérablement le terrain.

- en évitant d'aller au bout de ses forces dans un surmenage et un stress démesurés. Les chocs traumatiques ou émotionnels contribuent aussi à rompre cet équilibre.

- en faisant de l'exercice physique régulièrement de façon modérée. Le sport intensif suscite une fuite minérale préjudiciable et constitue un facteur d'acidification.

- en buvant au moins un litre et demie par jour ; boire trop peu perturbe l'équilibre acides/bases.

- en réduisant progressivement jusqu'à arrêt complet, les laitages et les excitants comme le café, l'alcool, le thé en excès, le tabac ou les drogues et en se soustrayant dans la mesure du possible à toute autre pollution.

- en s'accordant des nuits d'au moins 7 heures de sommeil réparateur. Plusieurs nuits sans dormir, de même que des nuits trop courtes et répétées mettent en acidose grave.
- en faisant régulièrement des cures de sels minéraux alcalinisants composés de Ca, Mg, K, Na et P.

D. Restauration de la muqueuse et de la flore intestinales

Le tube digestif de l'humain héberge une centaine de mille milliards de microorganismes, créant un écosystème harmonieux (longtemps appelé flore intestinale et rebaptisé depuis quelques années du nom de microbiote), dont le rôle est majeur dans le processus de digestion, dans la défense immunitaire, ainsi que dans la synthèse de certaines vitamines comme la vitamine K, impliquée dans le mécanisme de la coagulation.

Une mauvaise alimentation, une antibiothérapie, un état de stress installé, des infections bactériennes ou virales viennent rompre l'équilibre de la flore, en détruisant les bonnes bactéries au profit des bactéries pathogènes et des levures. On parle alors de dysbiose intestinale, souvent associée au syndrome de l'intestin irritable, aux candidoses ainsi qu'aux pathologies inflammatoires comme la polyarthrite rhumatoïde.

Dans les cas cités ci-dessus, ainsi qu'à l'issue d'un nettoyage ou d'une détoxication de l'organisme, une cure de probiotiques, n'étant autres que des microorganismes non pathogènes (Bactéries lactiques, Bifidobactéries) s'impose pour régénérer la flore intestinale. Les probiotiques contenus dans de nombreux aliments vont aider à la digestion, à fortifier le système immunitaire pour combattre les bactéries nocives, ainsi que les infections. En cas de diarrhées ou d'intolérance au lactose, la prise de probiotiques se révèle des plus bénéfiques.

Parmi les aliments faisant office de probiotiques, on compte la choucroute, le yaourt, le kéfir (boisson similaire au yaourt contenant le lactobacillus caucasus), les fromages à pâte persillée (Roquefort) ou autres vieux fromages, le lait fermenté, le lait de beurre, les dérivés du soja fermenté (miso, tempeh) le pollen frais, le miel, les baies, l'asperge, la blette, le chou frisé, le lin…

Pour croître, les probiotiques se nourrissent principalement de fibres présentes dans les fruits et légumes, appelées prébiotiques. Ces fibres présentent l'avantage de traverser le tube digestif, sans être digérées par les enzymes et d'améliorer le transit intestinal. La consommation de prébiotiques rétablit l'équilibre du microbiote, en favorisant la croissance et la prolifération des bonnes bactéries au détriment des bactéries pathogènes.

Au-delà de normaliser la flore, ils réduisent l'inflammation de la muqueuse, renforcent la barrière intestinale ainsi que l'absorption des minéraux (Mg, Ca, Fe, Zn) et contribuent à l'amélioration du système de défense de l'organisme.

La muqueuse de l'intestin joue le rôle capital de barrière sélective, laissant passer les nutriments dans le sang circulant, tout en faisant barrage aux toxines et aux toxiques. C'est à ce titre, que son état doit faire l'objet d'attentions et de soins particuliers, afin d'éviter l'apparition de troubles de santé.

La complémentarité probiotiques/prébiotiques, participant largement à la régénération de la muqueuse intestinale, conditionne fortement notre santé. La plante achillée millefeuille est souveraine pour juguler l'hyper perméabilité intestinale, consistant à laisser passer toxiques et toxines au travers de la muqueuse intestinale, pour venir ensuite endommager les organes.

En revanche, toutes les précautions sont requises pour un intestin fragilisé, auquel il ne faudra pas toucher sans l'avis d'un médecin.

Compte tenu de la recrudescence des problèmes digestifs, nous sommes en droit de nous interroger sur l'incidence, qu'ont le gluten et le lactose sur l'intestin et le bien-être.

Il est désormais indéniable (car beaucoup en ont fait l'expérience), qu'en supprimant de l'alimentation tout ce qui contient du gluten ou du lait de vache, nous améliorons de façon significative notre confort digestif ainsi que notre santé en général.

<u>Le gluten</u>

Le gluten, que l'on trouve dans les céréales est une protéine mal digérée par l'homme, car imparfaitement découpée par l'organisme, avant d'arriver dans l'intestin.

Les céréales contenant cette protéine sont principalement le blé, le seigle, l'orge et l'avoine ; des variétés plus ancestrales, ayant subi beaucoup moins d'hybridations comme l'épeautre et le petit épeautre en sont moins pourvues.

Le millet, le sarrasin, le quinoa, le riz ainsi que les céréales africaines telles que le teff, le fonio, l'amarante ne contenant pas de gluten, conviendront parfaitement aux intestins fragiles des enfants, des personnes âgées ainsi qu'aux personnes, manifestant une sensibilité au gluten et bien sûr aux intolérants à cette protéine, atteints de la maladie coeliaque.

Il est désormais reconnu par les autorités médicales, qu'une immense majorité de personnes souffre d'une sensibilité au gluten non coeliaque, dont la symptomatologie est extrêmement variée : inconforts digestifs (fortes diarrhées à une constipation opiniâtre), migraines, eczémas, dépressions, voire même maladies auto immunes ou cancers en cas de consommation sur un long terme.

Le lactose

Le lactose est quant à lui, un glucide contenu dans le lait, dégradé en glucose sous l'action d'une enzyme appelée lactase, puis digéré et assimilé au niveau de l'intestin grêle.

Alors que le nourrisson est pourvu d'une grande quantité de lactase, de nombreux adultes présentent une intolérance au lait, due au tarissement de cette enzyme au fil du temps. Chez ces personnes, la seule présence de lactose dans leur alimentation provoque des troubles stomacaux ou intestinaux, comme des aigreurs et crampes d'estomac ou des diarrhées et ballonnements.

Il n'est absolument pas indispensable de boire du lait pour avoir sa dose de calcium, comme il nous est souvent rabâché ! Car, les légumes verts à feuilles, les choux, les navets, les légumineuses, les fruits secs, les algues fournissent à l'organisme d'excellents apports en un calcium bien assimilé.

Les produits laitiers comme les fromages et les yaourts sont généralement mieux tolérés, car ils contiennent des bactéries capables de transformer le lactose.

E. Restrictions alimentaires : diète, mono-diète et jeûne

La notion de potentiel vital constitue un des piliers de la naturopathie.

La vitalité, que manifeste un organisme est l'énergie, dont il dispose pour assurer ses fonctions et être en santé. Un corps encrassé par carence ou surcharge voit son potentiel vital s'effondrer.

En effet, la suralimentation vide l'organisme de son énergie vitale, entièrement mobilisée à la gestion d'une telle surcharge digestive.

C'est dans ce cas, que la restriction alimentaire prend tout son sens, pour rétablir l'équilibre entre ce que l'on assimile et ce que l'on doit éliminer. Durant le jeûne, la diète ou la mono-diète, le potentiel énergétique du corps se porte essentiellement sur sa fonction d'élimination, contribuant ainsi au désencrassement de l'organisme, nécessaire au regain de vitalité.

En cas de maladie, il faut se mettre impérativement à la diète, afin que l'énergie vitale se focalise essentiellement sur les défenses de l'organisme, en vue d'éradiquer l'infection dans les meilleurs délais.

Croyant bien faire, on fait souvent l'erreur d'inciter un malade à manger, sous prétexte de lui redonner des forces. Le potentiel vital, dont il a besoin pour guérir se trouve alors divisé, pour assurer à la fois la digestion et la guérison.

L'encrassement vient du fait, que nous mangeons plus que nos réels besoins et que nous n'éliminons pas suffisamment.

Que ce soient la diète, la mono-diète ou le jeûne, ces restrictions alimentaires redonnent à des degrés divers vitalité, performance et santé à tout organisme, qui les pratique.

La diète consiste à s'abstenir sur un temps court de l'alimentation usuelle, pour purger, désacidifier l'organisme et lutter contre les maladies.

La diète hydrique, se limitant à un apport conséquent de liquide se pratique en cas de fortes fièvres ou de diarrhées, en vue d'éviter la déshydratation.

La mono-diète, que l'on peut observer un jour par semaine ou par quinzaine, consiste à manger à volonté, tout au long de la journée, le même aliment sous une même forme. Si l'on choisit la pomme, il faudra opter soit pour le fruit cru soit pour la compote, sans panacher les deux formes. La mono-diète incite l'organisme à éliminer, sans le mettre pour autant en mode « stockage » (ce qui se produit généralement en cas de régimes restrictifs), puisqu'elle permet de se sustenter à volonté.

Quant au jeûne, consistant en l'abstention de tout aliment à l'exception de l'eau, il doit répondre à des règles strictes et se réaliser dans le cadre d'un accompagnement expérimenté et sérieux, car souvent pratiqué dans un but d'auto-guérison. En effet, ce phénomène s'explique par le fait, que l'énergie que l'on dépense ordinairement pour assurer la digestion, se retrouve focalisée uniquement sur le système de défense de l'organisme.

L'ensemble de ces pratiques, au-delà de la récupération physique incontestable, contribue à désencombrer le mental et à libérer l'esprit.

Le but de ce premier volet concernant l'aspect physique de la santé n'aura pas été de donner exclusivement des conseils ou des recettes, mais de sensibiliser un public en recherche, afin de l'orienter vers les nombreuses possibilités, qui existent pour recouvrer la santé.

Ce que je viens d'exposer, n'est que le fruit d'expériences personnelles, qui se sont avérées concluantes me concernant et que j'ai eu envie de partager avec le plus grand nombre.

De nombreux médecins, naturopathes, hygiénistes, par leur capacité à observer et leur détermination à comprendre le corps humain dans sa globalité et sa subtilité, ont contribué par leur passion et leur foi à nous faire avancer sur le chemin de la santé, en élaborant ou réhabilitant des thérapeutiques douces et respectueuses de notre corps.

A ce titre, je leur voue une profonde admiration et une immense gratitude.

L'Amour, principe d'hygiène psychique

« Longtemps, j'ai cru que le bonheur procédait de la conquête.
Aujourd'hui, je crois plutôt qu'il s'agit de nous désencombrer et
d'aimer. Sous des tonnes de boue, se trouve la pépite ».

Alexandre Jollien

Au terme de ce premier volet, il m'est apparu évident que l'on pouvait établir une analogie entre les nutriments nécessaires au bon fonctionnement de nos cellules et l'Amour, ingrédient indispensable au bien-être psychique ainsi qu'au bonheur de l'âme.

Le rôle de chacun de ces éléments semble correspondre exactement à l'un des bienfaits de l'Amour.

Les uns ne semblent pas aller sans les autres, tant nos besoins en nutriments et en Amour sont vitaux. En effet, au même titre que notre santé physique dépend de la qualité de ce que nous absorbons, notre état psychique découle de l'Amour que nous manifestons et qui nous est manifesté en retour.

En voici le parallèle :

Les oligoéléments

En quantité si infime dans notre corps, ils se comparent aisément aux petites choses de la vie, qui aussi insignifiantes puissent-elles paraître, participent au bonheur de vivre. Ce sont les petites intentions délicates, les mots tendres et reconnaissants, les compliments, les félicitations que l'on reçoit ou que l'on s'attribue mais également que l'on destine à l'autre, qui viennent pimenter le quotidien. Ce sont les pensées de gratitude envers la vie et ses bienfaits, qui alimentent notre joie de vivre. Toutes ces pensées, aussi furtives soient-elles impactent notre réalité et font toute la différence, dès lors que nous sommes dans cet état d'amour et de reconnaissance. Aucune pensée inconsciente ou considérée sans importance n'est anodine et ne passe au travers du tamis. Toute pensée, quelle qu'elle soit se matérialise dans notre quotidien. La réalité de ce phénomène subtil nous mène souvent à l'opposé de ce que nous aurions souhaité ; c'est un subconscient non maîtrisé qui en est le responsable. Une réforme positive, constructive de nos pensées, sentiments et croyances s'avère donc indispensable pour manifester ce que l'on désire.

Les acides gras polyinsaturés

A l'image des acides gras polyinsaturés, ces graisses de haute importance donnant souplesse aux membranes cellulaires, l'Amour huile les rouages des relations entretenues avec soi et les autres, en libérant compassion, générosité, indulgence et tolérance. Sans le lubrifiant qu'est l'Amour, nous pointerions trop souvent sur autrui ainsi que sur soi le doigt accusateur, qui condamne et culpabilise.

Les antioxydants

Les antioxydants se comparent volontiers à des protections, que l'organisme érige contre l'attaque redoutable des radicaux libres, auxquels il doit faire face au quotidien pour se maintenir en vie.

L'Amour, tel un écran de lumière infranchissable nous protège d'attaques diverses et variées (critique, jalousie, convoitise, intention malveillante), venant tout aussi bien de notre entourage, que de nous-mêmes. Nous nous tirons en quelque sorte des flèches empoisonnées, en nous critiquant, nous jugeant ou nous niant. L'entourage vient seulement ajouter son lot de toxicité au marasme intérieur, comme pour valider les sentiments profonds, que l'on éprouve envers soi.

Ces situations de conflit intérieur nous détruisant à petits feux, il conviendra de nous pardonner de tant de désamour à notre encontre.

Une très belle méditation comme : « *Que l'Amour soit ton bouclier* » peut nous faire appréhender l'énergie bienfaisante de l'Amour et nous transporter dans son espace infini.

Les vitamines

Du mot « vitamine » nous pouvons extraire les mots vie, ami, amour.

Il n'y a pas de vie possible sans Amour.

Une expérience réalisée sur des bébés, il y a quelques années étaye ce propos.

Les enfants d'un orphelinat d'Europe centrale ont été partagés en deux groupes bien distincts :

Les enfants du 1er groupe ont reçu tous les soins corporels et la nourriture, nécessaires à leurs croissance et développement ; cependant ils n'ont fait l'objet d'aucune attention, d'aucun geste de tendresse ni de manifestation d'amour.

Le second groupe a reçu exactement les mêmes soins, la même alimentation mais a été caressé, embrassé, comblé d'affection, d'amour et de paroles tendres.

Quelques mois ont suffi aux petits êtres du premier groupe, pour dépérir à vue d'œil ; certains sont morts d'indifférence et de froideur absolue, alors que les enfants du second groupe, auxquels amour et tendresse ont été prodigués, se sont développés normalement et harmonieusement.

Cette expérimentation sordide, glaçant le sang à sa simple évocation démontre à quel point l'Amour est l'élément majeur, auquel il est impossible de se soustraire et à quel point il s'avère vital.

L'Amour est ce qui nous tient en vie, au même titre que les nutriments font vivre nos cellules.

Quoique nous fassions, nous ne pouvons aller à l'encontre de ce besoin fondamental d'amour : aimer, s'aimer, se sentir aimé, sous peine de tomber malade voire même de mourir.

L'équilibre acido-basique

Comme nous l'avons vu, demeurer en équilibre acido-basique présente sur le plan physique une réelle difficulté, compte tenu du mode de vie moderne, des temps nécessaires pour soi que l'on ne s'accorde jamais, des exigences de performances qui nous mettent une pression folle, tant sur le plan personnel que professionnel, ainsi que bien d'autres facteurs.

Le stress induit par l'ampleur de la tâche que l'on s'est fixée, nous installant sur l'orbite du « faire à tout prix » sans même réfléchir à quoi cela nous mène, fait douter de notre potentiel, organise la dépréciation et la dévalorisation de soi, pour conduire au jugement sévère implacable, parfois même assassin. Ce comportement, entaché de son cortège de sentiments délétères relève du désamour de soi et s'autoalimente de l'irrespect des besoins fondamentaux, que requière tout être humain.

La frustration engendrée par la négation de soi rend acide.

Ce sont aussi les critiques, les jugements, la mauvaise humeur, les insatisfactions, les regrets, les remords, les croyances en des limites que nous nous fixons, qui aigrissent notre psychisme et de ce fait affectent notre santé.

Nous verrons plus loin combien la teneur de nos pensées, croyances et paroles impacte la qualité de notre santé.

La détoxination physique

Dès lors que nous aurons établi l'état des lieux de notre mental en listant pensées, croyances et sentiments nous habitant, nous pourrons effectuer un tri rigoureux entre ce qui nous est bénéfique et ce qui nous est néfaste.

C'est à la faveur de ce « tri sélectif », consistant à éliminer les toxines mentales, à l'image des déchets organiques lors d'une épuration de l'organisme, que nous pourrons envisager une reprogrammation positive du subconscient.

La réimpression du subconscient s'inscrira positivement dans le temps, seulement si une démarche d'amour et de pardon à soi est effectuée parallèlement, car sans même nous en rendre compte, nous nous comportons comme de véritables bourreaux vis-à-vis de nous mêmes.

La recharge cellulaire

En réalisant que tout part de soi et qu'il est parfaitement illusoire de considérer qu'autrui porte l'entière responsabilité de ce que nous vivons, nous nous affranchirons de rancunes et de ressentiments acidifiants. L'amour et le pardon sont les deux principaux ingrédients susceptibles d'apporter de la légèreté à notre existence. Les pensées aimantes, dont s'emplissent l'esprit et le cœur, peuvent se comparer à la recharge cellulaire, mentionnée ci-dessus.

Ces « principes d'hygiène psychique » contribuent indéniablement à la facilité, ainsi qu'au confort de notre avancée dans la vie.

*« Se changer soi-même pour mieux changer le monde,
c'est se libérer des toxines mentales que sont la haine,
l'avidité, la jalousie, l'orgueil et l'esprit de vengeance,
qui empoisonnent notre existence et celle des autres. »*

Matthieu Ricard

*« Grandir n'est pas s'enrichir de quelque chose de nouveau, mais
découvrir ce que l'on a déjà à l'intérieur ».*

Alexandre Jollien

« La santé de l'intérieur se voit à l'extérieur. »

Proverbe tibétain

LA DIMENSION ÉMOTIONNELLE

Au-delà de l'alimentation et des principes d'hygiène indispensables à la santé, il est un pan de l'humain dont il est impossible de faire abstraction, celui de nos émotions ; les émotions produites dans notre monde intérieur, ainsi que celles suscitées par notre environnement.

L'influence extérieure, que subit chaque être, peut être tout aussi bienfaisante émotionnellement que destructrice ; de même que l'on peut être l'auteur de son bonheur, aussi bien que l'acteur de sa propre destruction.

Un émotionnel dévasté, nous l'avons tous constaté a une répercussion évidente et palpable sur l'état de notre santé.

La large palette des émotions ressenties par l'humain présente un caractère universel, puisqu'elles sont comprises à travers le monde.

Le mot « émotion » décomposé en é-motion signifie « le mouvement hors de ». C'est en quelque sorte une énergie en mouvement ressentie et manifestée par l'être humain.

Les émotions se répercutent incontestablement sur notre moral, mais s'impactent également au niveau du corps.

Les émotions positives comme la joie, l'enthousiasme, l'amour génèrent une sensation agréable de bien-être, tandis que les émotions dites négatives comme la colère, la frustration, l'inquiétude, la haine, la peur, le dégoût, l'exaspération engendrent un réel mal-être, s'accompagnant de sensations désagréables au niveau corporel comme le mal de ventre, la gorge nouée, les palpitations cardiaques, la boule à l'estomac... L'émotion n'est jamais anodine, car au-delà de maux tangibles, elle produit des réactions neurologiques, hormonales ou immunitaires. Il a été prouvé scientifiquement, que l'émotion s'accompagne d'une libération hormonale, de sérotonine, dopamine ou ocytocine, dans l'état de bien-être et de cortisol en cas de stress ou mal-être. Les médecines orientales ancestrales convaincues que l'énergie émotionnelle se stocke au niveau des organes et les perturbe, intègrent cet état de fait dans leurs pratiques.

L'émotion ressentie à un évènement donné, est propre à la personne en fonction de ses blessures profondes et de son vécu ; il en est de même pour l'impact, que suscite cette dernière au niveau du corps.

Contrairement à ce que l'on serait tenté de croire, la santé n'est pas uniquement une affaire d'alimentation ou de mise en application de principes d'hygiène.

Les exemples cités ci-dessous vont en être la parfaite illustration.

En effet, une personne, dont l'alimentation et l'hygiène de vie sont irréprochables, sans aucune addiction, ne s'autorisant aucun dérapage, ne pourra jamais être en santé, tant qu'elle sera dans la critique permanente ou dans le jugement d'elle-même ou de son entourage.

Comme nous l'avons vu, des propos acides, un regard sévère sur soi comme sur les autres, un pessimisme quotidiennement affiché ou même de la colère, créent des foyers inflammatoires douloureux (arthrose, rhumatismes) ou des phénomènes dégénératifs (polyarthrite rhumatoïde), pouvant évoluer dans le temps vers des maladies plus graves encore.

Face à cet état de douleurs physiques, une telle personne est en droit de s'interroger sur le bien- fondé du « bien s'alimenter pour être en santé » et de son hygiène de vie rigoureuse.

Une sérieuse remise en question la concernant sera nécessaire pour la sortir de l'ornière de la souffrance physique et morale.

Imaginons maintenant le cas d'une jeune cadre, dynamique, consciente de l'importance de bien se nourrir et d'une bonne hygiène de vie, globalement positive, heureuse dans sa famille, compétente dans sa vie professionnelle, mais victime de harcèlement moral au travail, qu'elle semble ne pouvoir gérer. Le stress, qu'elle subit au quotidien provoquera inévitablement des perturbations au niveau de son sommeil, ce qui aura pour conséquence de la fragiliser physiquement et surtout nerveusement.

Ces deux situations illustrent parfaitement qu'au-delà de l'aspect physique, l'équilibre émotionnel est une composante d'importance capitale en matière de santé.

Considérons à contrario, le cas d'un homme enjoué, sympathique, toujours très positif, confiant en la vie, en empathie et ouvert aux autres, d'une grande générosité, jouissant d'un bon contexte familial et professionnel, mais menant une vie de bon vivant, mangeant, buvant et fumant, plus que de raison.

Bien que psychiquement et émotionnellement équilibré, cet homme s'alourdira de l'encrassement progressif de son organisme et manifestera petit à petit des troubles éparses, qui s'intensifieront au fil du temps. Son manque d'hygiène alimentaire et de vie le conduira de façon certaine à la maladie.

Ce qui vient d'être évoqué montre bien, qu'on ne peut négliger aucun des deux aspects, sans risquer de mettre à mal sa santé.

La connaissance de soi

Dès lors que l'état émotionnel nous apparait comme une composante importante de la santé, nous sommes en droit et même en devoir de comprendre, comment nous pouvons donner de la rondeur à un angle aussi vif.

L'être humain est un tout non dissociable, une entité formée d'un corps physique, d'un mental et d'une âme.

En naissant notre âme, la partie immortelle de notre être, s'incarne dans un corps humain unique bien spécifique en vue d'accomplir un programme d'évolution parfaitement défini.

Il ne semble pas pensable, que nous soyons en errance sur cette terre, sans feuille de route ni direction ou but à atteindre. Si tel était le cas, la vie n'aurait aucun sens et s'avèrerait futile et stérile. Le programme d'évolution propre à chacun de nous pourrait s'imaginer tel un axe, auquel l'idéal serait de nous conformer, pour atteindre l'objectif fixé par notre âme. Le but de notre existence peut se définir en terme d'accomplissement, voire de mission de vie.

Notre questionnement le plus récurrent face à la vie est sans conteste : pourquoi sommes-nous sur cette terre ? Que venons-nous y faire ?

Est-ce pour réparer des actes ou des situations vécues dans une vie antérieure ? Est-ce pour dépasser des limites, que l'on s'est posées par manque de foi en soi ou en la vie ? Est-ce pour revivre ce qui n'a pas été compris antérieurement ? Est-ce pour s'ouvrir à une autre dimension ? Que sommes-nous venus accomplir ? Quelle est notre mission de vie ?

Les réponses à ces questions concernant notre programme d'évolution ne s'appréhenderont qu'à la faveur d'un travail de connaissance de soi.

Déjà, Socrate à son époque y faisait référence, puisqu'il est à l'origine de cette célèbre phrase : « *connais-toi, toi-même…* » et qu'il a dit à Xénophon : « *N'est-il pas évident que les hommes ne sont jamais plus heureux, que lorsqu'ils se connaissent eux-mêmes, ni plus malheureux que, lorsqu'ils se trompent sur leur compte ?* »

La plupart d'entre nous est dans l'illusion de se connaître comme de connaître l'autre ; en réalité, on ne connaît qu'une infime partie de soi.

Une bonne dose de courage est d'ailleurs requise pour se lancer dans une telle aventure, car la connaissance de soi amène à explorer des univers totalement inattendus et parfois rudes. Mais ne ressent-on pas un réel bonheur, après s'être dépassé dans une aventure périlleuse ?

Comment procède-t-on pour se connaître ?

La première étape consiste à mettre en évidence ce qui nous a façonnés, ce qui nous a construits.

Depuis notre naissance, nous subissons de nombreuses influences, qui nous ont modelés.

L'expression populaire, disant que l'enfant est une éponge a véritablement du sens, tant il absorbe tout ce qu'il perçoit de son espace environnant. Uniquement animé de son ressenti, sur lequel le mental n'a pas encore d'emprise, l'enfant capte tous sentiments et émotions émanant de ses parents et perçoit avec acuité l'atmosphère de l'environnement, dans lequel il évolue.

Il fera siens les chagrins, les frayeurs, les angoisses de ses parents, au même titre qu'il bénéficiera de leur sérénité ou de leur joie. C'est ainsi qu'il s'imprègne de l'énergie parentale.

Plus tard, ses éducateurs intellectuels et religieux l'imprègneront de leurs règles, faites d'interdits et de limites, auxquels il se conformera sans discussion ni questionnement.

Au moment de l'adolescence, les professeurs l'enseigneront de leur savoir et l'imprimeront de leurs philosophie et vision du monde.

Son entourage amical et amoureux d'adolescent l'entraînera dans des univers nouveaux, qu'il adoptera volontiers par appartenance et fidélité à un groupe.

Ce sont ces brides successives de vie faites d'évènements et de rencontres, nullement dûs au hasard, qui ont façonné l'être que nous sommes devenus.

A la manière de briques, que l'on empile pour monter un édifice, nous avons construit année après année notre propre mode de références, de pensées, de croyances, de jugements et forgé notre personnalité, constituée de forces et de faiblesses.

Tout au long de ces années de construction, nous avons éprouvé bon nombre d'émotions d'intensité et de nature variées, qui ont défini notre personnalité et impacté insidieusement notre santé. Les moments de bonheur, les chagrins, les colères, les peurs, comme tout autre sentiment ont laissé des traces psychiques mais aussi physiques.

Notons aussi, que nous sommes confrontés à des stress induits par les catastrophes naturelles meurtrières, de plus en plus fréquentes venant durement toucher matériellement, ainsi que par les violences sordides d'un monde, amputé de ses valeurs et de ses repères. L'ensemble de ces phénomènes, amplifié par une médiatisation infernale, génère au plan collectif des égrégores de peurs, venant plomber davantage des situations déjà très perturbantes.

Les médias, nous rebattant les oreilles de leurs infos en boucle, nous gavant de leurs interminables hypothèses et analyses contribuent largement à nous fragiliser, en nous rendant pessimistes et inquiets ; ce qui se répercute indéniablement sur notre état de bien-être.

Les évènements douloureux, que l'on égrène tout au long de notre vie comme le deuil, la séparation, le divorce, la maladie d'un enfant ou l'accident grave viennent aussi bouleverser le fonctionnement de notre organisme, en percutant de plein fouet notre état émotionnel.

Les dilemmes ou les choix impossibles à faire, que nous présente la vie, ne sont pas sans causer non plus des perturbations physiques (comme l'insomnie), ainsi que des ravages au plan psychique nous divisant intérieurement de remords, regrets, obsessions ou frustrations.

Certaines situations ressenties comme des pièges inextricables, nous enferment dans un état de souffrance à la fois psychique et physique ; à titre d'exemple, le cancer du pancréas est révélateur d'une situation, dans laquelle on se sent coincé, par incapacité à faire le choix de s'en extraire.

Les jugements, critiques, remarques blessantes émanant de nos parents, éducateurs, professeurs, camarades de classe nous ont aussi marqués de leur empreinte ; c'est ainsi, que nous pouvons traîner tout au long de notre vie une culpabilité, un manque de confiance en soi patenté, une mésestime de soi avec le sentiment douloureux d'être mal aimé ou indigne d'être aimé, voire même de ne pas mériter l'amour…

Une fois le bilan de notre construction établi, la connaissance de soi s'affine progressivement de plusieurs éléments.

En effet, se connaître, c'est aussi pouvoir évaluer les deux parties, qui nous constituent : l'ombre et la lumière.

En effet, l'être humain peut se comparer à un cristal, offrant une multitude de facettes ; certaines s'exposant en pleine lumière et brillant de tous leurs feux, alors que d'autres sont dans l'ombre, sans aucun éclat.

L'aspect lumineux représente la partie visible, valorisante de notre personnalité, teintée de ses qualités, de ses belles valeurs, de son potentiel de bonnes actions… en un mot, de tout ce qui est susceptible de flatter l'égo !

Ce qu'on appelle ombre est la partie considérée comme peu reluisante, que l'on a enfouie au plus profond de soi, afin de ne pas écorner la belle image que veut donner l'égo ; c'est aussi la partie blessée, souffrante de l'être. Bien que refoulée, elle fait intégralement partie de nous-mêmes et à ce titre nous devons l'accueillir et l'accepter comme telle.

C'est la conjonction de l'ombre et la lumière, qui fait de l'être humain un véritable diamant.

Pour qu'il puisse briller de tous ses feux, il nous faudra éclairer les facettes restées dans l'ombre des lueurs de notre conscience.

La connaissance de soi ne se réduit pas à la simple évaluation de nos qualités, capacités ou valeurs, ni au fait d'entrevoir quelques unes de nos limites, mais s'approfondit dans la conscience, de ce qui constitue notre partie ombre.

Mais alors comment dessiner les contours de ce pan de nous-mêmes, que nous avons si bien caché ?

Sans même le savoir, nous disposons d'innombrables indices, pour approfondir la connaissance de soi ; ce sont notre corps, son aspect physique, notre entourage familial, amical ou professionnel, nos pensées, nos paroles, nos croyances ainsi que nos souffrances physiques. Mais, pour la plupart, nous les réfutons, préférant rester figés dans un immobilisme déprimant, teinté de paresse et de découragement à l'idée de ne pouvoir y arriver, au vu de l'ampleur du travail.

Le corps physique, lorsque l'on y est attentif, constitue l'un des éléments les plus fiables, permettant de mieux se connaître.

Au-delà de tout ce qu'il nous permet de faire, des fonctions qu'il accomplit, le corps se présente comme le porte-parole de l'âme et constitue en quelque sorte le révélateur de sa guidance. Son observation permet d'appréhender en partie, qui nous sommes.

Notre corps est unique en son genre, par son aspect physique, sa morphologie, sa silhouette et ses postures. Même de vrais jumeaux se distinguent d'une légère différence permettant de les identifier.

Le corps s'offrant au monde tel un livre ouvert, délivre bon nombre d'indications à un œil averti, qui saura décrypter ses caractéristiques physiques ou morphologiques.

A la faveur d'expressions bien définies, un visage décline et traduit le nuancier complet de sentiments et d'émotions, que tout à chacun peut saisir.

De même, le regard exprimant tour à tour la surprise, la tendresse, la colère... constitue le langage universel, compris de tous. La bouche, par son sourire ou ses rictus affiche tour à tour des sentiments contradictoires comme la joie et la peine ou l'acquiescement et la désapprobation. Dans le règne animal, le cheval par l'inclinaison de ses oreilles notifie son accord ou son désaccord, tout comme le chien frétillant de la queue signifie son contentement.

Sans même user de la parole, nous communiquons inconsciemment sur un mode vibratoire en émettant et recevant des informations. A notre insu, notre corps en raconte très long sur notre histoire. Son langage nous est malheureusement étranger pour la plupart, alors qu'il révèle toute sa teneur à celui, qui prend soin de le lire et de le comprendre.

L'aspect physique et la morphologie d'un individu se sont façonnés à la faveur de blessures, de chocs, de traumatismes émotionnels, vécus au fil de son existence.

Parce qu'elles sont profondément enfouies, les blessures de la toute petite enfance sont plus difficilement identifiables, mais elles n'en sont pas pour autant moins douloureuses.

En effet, nous ramenons tous de notre enfance des souvenirs merveilleux comme de réelles souffrances liées à des blessures, remisées dans un coin de l'être.

Le corps garde toutes ses émotions en mémoire, sous forme d'énergies, qui se cristallisent. C'est l'ensemble de ces cristallisations énergétiques, qui façonne l'aspect physique, la morphologie, détermine les traits de caractère et assoit la personnalité.

Les blessures inscrites profondémment en chacun, prennent généralement naissance dans un passé lointain, s'échelonnant des premiers jours de la vie terrestre ou parfois même in utéro jusqu'à la vie d'adulte, en passant par la petite enfance, l'enfance puis l'adolescence. De même que les turbulences d'une grossesse mal vécue peuvent affecter sévèrement la vie intra utérine du fœtus, déjà pourvu d'une grande sensibilité et impacter durablement l'enfant puis l'adulte de perturbations psychiques.

Il est dit par certains, que nous ramenons également des blessures de nos vies passées et que nous adoptons les souffrances de notre filiation par fidélité à notre lignée.

Dans son livre « Les 5 blessures », la canadienne Lise Bourbeau nous dévoile ses remarquables observations concernant la psycho-morphologie.

La psycho-morphologie est la discipline, qui détermine l'état ou les états émotionnels suscités par les blessures du passé, dont souffre consciemment ou inconsciemment un individu, en fonction de son aspect physique et de sa morphologie. Selon Lise Bourbeau, l'observation des caractéristiques physiques et morphologiques d'une personne nous renseigne sur la façon, dont elle s'est structurée pour assurer sa protection, face aux souffrances vécues tout au long de son parcours.

D'après l'auteure, les cinq blessures majeures, dont souffre un humain sont : la trahison, le rejet, l'abandon, l'humiliation et l'injustice. Il n'est cependant pas rare de souffrir de plusieurs blessures à la fois, en intensité variable, ce qui explique la singularité de l'individu. Chacun en fait exprime des particularités en termes de physionomie, posture, comportement et caractère, selon la ou les blessures, dont il souffre. C'est notre propre histoire, qui fait de nous des êtres uniques à part entière.

Toujours en référence aux observations de Lise Bourbeau, nous adoptons des comportements bien particuliers en réaction à chaque blessure, dans le seul but d'éviter de ressentir la douleur qui lui est associée. Par exemple, de peur d'être trahie à nouveau, une personne portant la blessure de la trahison sera toujours aux aguets et dans le contrôle de ce qui se passe autour d'elle. Ce mode de fonctionnement réactionnel consiste à étouffer l'émotion potentiellement douloureuse par le contrôle permanent, lui évitant ainsi d'être confronté à sa blessure toujours à vif.

Le point de départ du processus de connaissance de soi est l'identification de sa ou ses blessures. L'étape suivante consistera à la transformer, en transmutant la vibration de la souffrance en lien avec la blessure, elle-même responsable de la répétition de scénarios identiques. Ne portant plus alors la même information, nous n'attirerons plus les mêmes situations.

Chez l'adulte, la récurrence d'expériences douloureuses n'est que la réplique de souffrances de l'enfance restées profondément enfouies et ignorées dans leur existence. Les vicissitudes de la vie réactiveront périodiquement les mêmes blessures, aussi longtemps qu'elles n'auront pas été préalablement remontées à la lumière de la conscience et de la compréhension et que les vibrations portées par les différentes souffrances n'auront pas été transformées.

C'est pourquoi, plutôt que de refouler notre physique, même en partie, comme l'incite notre société afin d'être conforme à des standards de beauté, ayons la sagesse de l'accepter avec reconnaissance pour ce qu'il nous enseigne ; le message qu'il délivre a pour but de nous libérer d'un enfermement inconscient et de redonner de la légèreté à la vie.

L'attention au corps ne se réduit nullement à parfaire son esthétique, en lui faisant subir une ou plusieurs transformations, visant à « se sentir mieux dans sa peau », mais à se soucier de la teneur de son message. Gommer ce que l'on estime être des imperfections, nous fait adopter un standard structural qui ne nous correspond pas, nous privant ainsi de ce que notre morphologie initiale aurait pu nous enseigner. Pour la plupart, ces tentatives d'améliorations physiques ne s'inscrivent pas dans le temps, puisqu'inlassablement le corps délivre son message, jusqu'à ce que nous en ayons la totale compréhension. La partie du corps, qui dérange tant, est justement celle dont il faut se préoccuper afin de reconnaître la blessure à l'origine de ce qui peut sembler être une disgrâce. C'est seulement lorsque nous aurons transformé la vibration en lien avec la souffrance, que nous pourrons en observer une possible métamorphose.

Par exemple, les hanches d'une femme trop conséquentes par rapport à la ligne des épaules ou bien les épaules très larges chez un homme peuvent orienter vers la blessure de trahison. Un corps droit et filiforme, présentant des raideurs autant physiques que psychiques évoque la blessure d'injustice. A l'inverse, un corps affaissé manquant de tonus, dont les épaules sont tombantes et rentrées fait penser à la blessure de l'abandon ; un aspect empâté, gros et lourd à celle de l'humiliation et un corps contracté et étroit au rejet. La réalité n'est en fait pas aussi caricaturale, car chacun est un mélange subtil de plusieurs blessures d'intensité différente. Pour chaque blessure, les caractéristiques physiques s'accompagnent au fil du temps d'un cortège de troubles ou de maux bien spécifiques.

Tout ce qui vient d'être énuméré montre à quel point la psycho morphologie constitue un support fabuleux de connaissance de soi, indispensable au chemin d'évolution ; tel un jeu de piste, le corps donne des indices pour se trouver, se connaître et surtout déraciner la cause de problématiques récurrentes, qui réactivent inlassablement les souffrances. Grâce à l'observation, à l'écoute de notre corps, ainsi qu'à un travail personnel de connaissance et de transformation de soi, nous pourrons nous passer du bistouri, pour opérer les métamorphoses physiques souhaitées.

Les positions, que l'on adopte majoritairement se révèlent être aussi de bons indicateurs, pour cerner les sentiments profonds inconscients, qui nous habitent :

- La position fœtale adoptée durant le sommeil révèlerait un état d'anxiété, qui ferait se recroqueviller pour mieux se protéger.

- Se coucher sur le ventre serait l'expression d'un caractère plutôt extraverti.

- La position sur le dos serait plus facilement adoptée par quelqu'un de facile à vivre mais quelque peu rigide dans son fonctionnement.

- Quant à la position voûtée, elle signerait un manque de confiance en soi. A l'inverse, un port fier et altier afficherait une certaine arrogance ou peut-être même un certain mépris d'autrui.

Il nous arrive parfois de parler spontanément, sans avoir procédé au préalable à une réflexion. En effet, le corps peut s'exprimer aussi sous la forme imagée mais très précise de la parole spontanée. Ne dit-on pas : « *j'en ai plein le dos* », « *ça me prend la tête* », « *je me fais de la bile* », « *ça me sort par les yeux* ». L'expression « *ça me sort par les yeux* » signifie, qu'on ne peut plus voir telle personne ou qu'on ne supporte plus telle situation, sans que cela ne génère de notre part de la colère. Ceci s'explique aisément par le fait, que les yeux sont reliés énergétiquement au foie, lui-même siège de la colère. Ces expressions d'usage populaire, non exprimées par hasard s'avèrent très explicites ; c'est pour cette raison, qu'il est intéressant de ré écouter ce qui a été « lâché » spontanément, afin d'en analyser le message subliminal.

Dans le cas précité, en s'interrogeant sur ce qui suscite la colère, on sera en mesure de débusquer le sentiment éprouvé profondément pour remonter ensuite à la blessure primale. Si le ressenti s'apparente à un sentiment de dévalorisation, il faudra se demander à quelle blessure il fait écho ; « est-ce que je me sens humilié, atteint dans ma dignité ou est-ce ma compétence qui est remise en question ? ». Si la première interrogation résonne fortement, ce sera la blessure d'humiliation, sur laquelle il faudra orienter le travail d'investigation ; si c'est la seconde, on devra explorer la blessure d'injustice car lorsque l'on souffre de cette blessure, on se doit d'être parfait et hyper compétent. Dans tous les cas, l'âme s'exprime en direct sans être court-circuitée par le mental. La piste est alors toute tracée pour explorer l'origine du mal être.

La signification symbolique de « *ça me démange* » est « *j'en ai très envie* », sans pour autant s'autoriser à satisfaire ce désir. Le mot « envie » décomposé en deux syllabes « en vie », signifie qu'avoir des envies met en vie et que les satisfaire s'avère vital. Derrière l'envie, se cache la peur de l'inconnu et c'est bien cette peur qui freine l'élan pour la réaliser. Le fait de ne pas passer à l'action peut faire somatiser le corps par des impatiences au niveau des jambes ou par de réelles démangeaisons. De même que, lorsqu'une situation ou quelqu'un « *nous gonfle* », c'est que nous sommes dans la retenue en n'osant pas, alors qu'il nous serait salutaire de passer à autre chose ou de livrer nos émotions ; l'inconfort intérieur s'exprimera physiquement, dans ce cas par une rétention d'eau venant « gonfler » nos tissus. Toutes ces expressions populaires sont de précieuses indications pour orienter une investigation.

Outre le fait que « *l'homme se construit dans la présence de l'autre* », comme le disait déjà à son époque l'empereur romain Marc Aurèle, nous tirons de notre entourage des instructions très précises, nous concernant.

L'homme a besoin d'être entouré pour se sentir aimé et exister. L'entourage, non seulement le fait grandir en l'enseignant de ses valeurs et références, mais aussi présente la capacité de lui renvoyer une image de lui-même. Sachant que l'autre est le reflet exact d'une partie de soi, on peut se découvrir grâce à l'observation de son cercle rapproché. C'est en quelque sorte un miroir, qu'il tend pour s'y refléter.

Acceptons que tout ce qui nous dérange chez l'autre, n'est que le reflet de ce que nous avons à transformer en nous-mêmes et gardons à l'esprit qu'on ne peut changer l'autre, mais que nous avons tout pouvoir de nous changer. Par conséquent, si nous voulons que la situation change de tournure, il conviendra d'opérer notre propre transformation intérieure. Accuser l'autre de tous les maux s'avère stérile et improductif, puisque la loi universelle d'attraction, faisant que nous attirons ce qui nous ressemble, est incontournable. Personne n'est sur notre chemin par hasard ; nous avons bel et bien attiré les gens, qui gravitent dans notre espace immédiat. En lien avec notre histoire, ils contribuent à nous faire grandir et évoluer.

S'écarter de la personne jugée néfaste pour soi ou considérée comme étant « une erreur de casting » témoigne d'un déni de sa propre souffrance. Alors qu'elle nous révèle les aspects les plus sombres de notre être, pourquoi nous obstinons-nous à l'accuser de tous les maux ? Nous devrions au contraire la remercier des éléments, qu'elle nous délivre inconsciemment pour nous libérer. A contrario, l'autre peut susciter de notre part admiration ou convoitise. Dans ce cas, c'est un miroir très gratifiant que l'autre nous tend, dans lequel nous pouvons admirer nos qualités, nos richesses, notre beauté, non encore exprimées. Malheureusement, nous n'avons pas conscience que nous détenons potentiellement tout ce qui fait notre admiration chez l'autre. Or la Vie nous invite à reconnaître ce potentiel, à le développer et à le laisser émerger. L'obstacle majeur à la compréhension de soi est engendré par le refus de cette réalité.

En nous donnant la vie, nos parents se présentent comme les premiers partenaires de notre existence. Lors de notre incarnation, nous avons fait le choix, certes bien inconscient des parfaits parents et du contexte familial idéal, pour accomplir notre évolution. Car la mission des parents est de révéler à leurs enfants ce qu'ils sont venus exprimer, réparer ou dépasser dans leur nouvelle vie.

Par exemple, si nous considérons que nous n'avons pas été suffisamment aimés de nos parents, c'est que nous sommes venus dans cette incarnation, développer l'amour inconditionnel de soi. En effet, l'impression de ne pas être aimés, dont nous souffrons de façon récurrente souligne notre attente perpétuelle d'amour, que nous sommes incapables de nous attribuer inconditionnellement.

Par ailleurs, si nous avons coutume de fuir les situations ou les gens par peur d'être rejetés, c'est que nous sommes venus travailler l'acceptation inconditionnelle de soi, l'affirmation de notre identité et de notre singularité…en un mot, notre incarnation. Ce que nous avons vécu et vivons au contact de nos parents résonne parfaitement avec notre programme d'évolution et révèle le bien-fondé de notre existence.

Nos enfants, quant à eux sont venus à travers nous parfaire la compréhension de qui nous sommes, au même titre que nous, parents leur servons de fil conducteur à leur évolution. Considérons qu'ils sont nos maîtres, plutôt que nos subordonnés ou subalternes ; ce sont des êtres humains à la réplique exacte d'adulte ; à ce titre, ils méritent respect et considération.

En tant qu'adultes, nous avons tendance à les inférioriser ou exercer une autorité parfois abusive à leur encontre, alors qu'au plan de l'âme nous sommes sur un pied d'égalité. Les enfants sont notre richesse car ils ne cessent de nous enseigner ; l'incarnation d'une vieille âme, dotée de sagesse et de connaissances ne passe-t-elle pas par le stade de l'enfance ? Les enfants participent à l'élévation de la conscience de leurs ainés, en insufflant un esprit nouveau venant bousculer leurs acquis, croyances ou certitudes.

Il est révoltant, insoutenable et tellement douloureux d'assister impuissant, à la fin de vie d'un enfant. Mais il est apaisant de savoir que certaines âmes ont choisi un parcours de vie bref, pour donner à leur entourage un condensé d'amour, tout en l'enseignant d'exemplarité et de grandeur.

C'est dans l'acceptation de ce choix, que ceux qui les ont aimés, s'allègeront du poids du chagrin et de la révolte, pour enfin recouvrer la paix. Leur capacité à dépasser la maladie ainsi que la souffrance, à réconforter leurs proches font de ces petits innocents à l'apparence si fragile, des êtres lumineux, puissants et imprégnés d'une immense sagesse. Même très affaiblis, ils étonnent et forcent l'admiration par la dignité et la noblesse de leur attitude face à l'adversité. De ce passage furtif mais si intense, ils en sortent incontestablement meilleurs. Ainsi forts de cette conviction, nous pourrons continuer notre propre chemin plus sereinement sans risquer de tomber malade, car il est notoire que la douleur de la séparation fragilise considérablement la santé.

Avant l'âge de 6 ans, les enfants encore préservés de toutes pollutions sociétales sont en connexion directe avec leur ressenti ; de ce fait, ils nous étonnent parfois de leurs propos emprunts de savoir, de sagesse ou de spiritualité.

Notre conjoint peut nous sembler insupportable, dès lors qu'il nous renvoie, ce que nous avons fui inconsciemment chez l'un ou l'autre de nos parents. Le conflit avec l'un d'eux, dont nous nous sommes extraits pour vivre l'expérience conjugale, se rejoue généralement avec notre conjoint, après la phase de fusion amoureuse. En effet, la fascination entre deux êtres décidant de faire vie commune, n'est que la résultante d'une constante, qui attire ceux qui se ressemblent. Au fil du temps, l'usure du quotidien faisant, l'aveuglement amoureux s'estompant, notre capacité d'analyse et notre clairvoyance se réveillent enfin. Et, c'est alors que l'impensable vient nous sauter au visage : notre « moitié » est en partie la réplique du parent, que l'on a fui. C'est au travers du prisme de l'histoire douloureuse, non réglée avec l'un de nos parents (voire les deux), que la situation conjugale agace en premier lieu puis exaspère, pour devenir totalement insupportable par la suite. Si nous ne comprenons pas que les situations conflictuelles au sein du couple ne sont que le remake, de ce qui s'est joué dans notre relation enfant-parent, nous nous enliserons dans un scénario stérile, dont la seule issue sera la séparation. A contrario, si nous avons la sagesse d'effectuer une analyse positive de ce que nous renvoie notre conjoint, nous récolterons les bénéfices d'une meilleure compréhension de nous-mêmes et d'une solide construction à deux. Bon nombre de divorces serait ainsi épargné !

Des situations se répétant inlassablement doivent interpeller et inviter à investiguer nos profondeurs, pour en déterminer leur cause et ainsi nous libérer du phénomène récurrent. Tant que les choses n'auront pas été comprises, elles nous seront représentées. Le hasard n'existant pas, nous attirons bel et bien ce qui résonne avec ce que nous portons en nous et plus spécialement avec ce que nous avons à transformer : nos propres croyances, nos jugements, nos sentiments ainsi que nos blessures d'enfance, comme nous l'avons vu précédemment. Nous sommes également conditionnés par des croyances familiales, par des schémas ou des mémoires qui se transmettent de générations en générations, nous collant véritablement à la peau. Tant que ce contexte n'aura pas fait l'objet de prises de conscience, il attirera indéfiniment les mêmes problématiques. Chaque lueur de conscience, chaque compréhension suivies de transformations constituent une avancée dans la libération de nos conditionnements inconscients, grands responsables de situations récurrentes, dont on se passerait volontiers.

La maladie ou « le mal a dit » cache une dysharmonie intérieure. L'âme nous interpelle par l'expression de maux physiques, en produisant dans un premier temps de petits troubles, qui s'intensifieront au fil du temps, s'ils ne sont pas pris en compte. Ce sont ces alertes non entendues, qui favorisent le déroulement du processus morbide. La maladie n'est en aucun cas une malédiction ou le fait d'un hasard malencontreux, mais résulte d'une dysharmonie entre notre monde intérieur et ce que nous vivons. C'est en réalité la dissonance entre ce que notre personnalité nous fait vivre dans ce qu'elle a d'égotique et ce que notre âme nous demande de réaliser ou d'exprimer dans cette incarnation. La société nous apprend à développer notre mental et notre égo au détriment de notre intuition, en rationnalisant, intellectualisant, calculant, ce qui fait que nous sommes pour la plupart coupés de notre voix intérieure, celle qui guide, qui inspire, qui sait ce qui est bon pour nous. Beaucoup d'entre nous choisissent de l'ignorer, la nier, l'ironiser voire même la moquer.

Certains pensent, qu'il est honteux voire dangereux de s'affirmer dans son ressenti profond. Ils ignorent malheureusement, qu'en faisant confiance à leur dimension intérieure, ils ne seront jamais déçus car toujours guidés au plus près de leur axe, pour le meilleur. D'aucuns conseillent de ne pas s'écouter et sont fiers d'arborer un tel stoïcisme. Or, sachant que tout a sa raison d'être, un désordre physique aussi petit soit-il, doit être pris en compte dès sa première expression, tant sur le plan physique par des soins appropriés, qu'au plan psychique en tentant d'en comprendre l'origine et le sens. Parfois la maladie fait office d'électrochoc, menant à des prises de conscience capitales ou à des révélations quant à sa mission de vie, ainsi qu'à des trésors insoupçonnés que l'on détient en soi. Seules, les personnes ayant traversé des souffrances importantes peuvent se rendent au service de gens en grande difficulté, pour les aider à grandir ou à débusquer leur potentiel. On ne peut en effet appréhender la douleur d'autrui, que si l'on a été soi-même confronté à des épreuves similaires, dont on s'est sorti triomphant. C'est en cela, que la souffrance prend tout son sens.

Très souvent, l'âme se raconte au moyen de l'intuition. Pour décoder la teneur de son message, nous devons nous extraire de tout raisonnement et nous laisser guider par cette petite voix intérieure, à laquelle malheureusement nous n'accordons pas suffisament de crédit ni de confiance. Le parasitage exercé par le mental fausse la piste, éclairée à la lueur de l'intuition. Le mental s'emploie à nous dérouter de cette guidance, pour nous emprisonner dans les méandres de l'hésitation et de la tergiversation. Toute intuition, même si elle semble de prime abord fantasque doit s'écouter avec la plus grande attention car c'est sous la forme métaphorique, que l'âme s'adresse le plus souvent à nous.

Pourquoi nous nous sommes-nous coupés de notre intuition ?

Petits enfants, dans le seul but de nous protéger, nos parents nous ont souvent caché la vérité voire même menti. Or, la référence absolue d'un enfant en matière de savoir et de confiance accordée, étant son père et sa mère, ces mensonges ont eu pour conséquence de le dérouter dans son ressenti profond, auquel il n'accordera plus aucun crédit, puisqu'en parfaite contradiction avec la vérité de son ou ses parents. Un enfant se construit face à l'authenticité de ses parents ; il attend d'eux, qu'ils soient vrais en toutes circonstances, même s'ils vivent des difficultés. Il a besoin de vérifier, que ce qu'il ressent est en accord avec ce qu'affichent ou affirment ses parents. Le danger du mental est qu'il trompe souvent. Dans le mot « mental », il y a la racine « ment » du verbe mentir !

Ce qu'exprime le corps revêt une signification bien particulière d'ordre psychique ou émotionnel, propre à chacun et à son histoire. L'extériorisation de notre souffrance nous est singulière. En effet, face à un même traumatisme, stress violent ou forte contrariété, certains développeront une maladie de peau comme l'eczéma, alors que d'autres pâtirons d'insomnie ou d'ulcère à l'estomac.

Le lien établi entre ce qui s'extériorise physiquement et ce qui tracasse intérieurement constitue la rampe, sur laquelle s'appuyer pour comprendre le mal-être intérieur. En laissant le champ libre au ressenti profond, on s'offre toutes les chances d'appréhender les mécanismes, qui ont tissé la maladie et d'en démêler les fils pour recouvrer la santé. La correspondance psychique des maux physiques ainsi que leur nature et leur localisation donnent de réelles pistes, pour identifier ce que « le mal a dit ».

Si nous souffrons d'un déséquilibre acido-basique, identifié par des foyers douloureux et inflammatoires, c'est que nous nous acidifions psychiquement de propos acides ou de jugements acerbes. Face à une telle situation, un apport de minéraux alcalinisants sera des plus bénéfiques, ainsi qu'une reformulation bienveillante des pensées, des paroles ou des croyances. Nous n'avancerons dans une reprogrammation positive que, si nous arrivons à identifier le prisme, au travers duquel nous nous regardons et voyons les autres.

Nous pouvons orienter nos recherches, rien qu'en observant la nature et la localisation du trouble physique ; les jambes gonflées par exemple, relèvent d'une mauvaise circulation sanguine accompagnée d'un œdème. Le décryptage de cette problématique révèle, que le sang circule mal au niveau des jambes, normalement destinées à faire avancer et que le corps retient de l'eau. Or, le sang symbolisant l'énergie de vie circulant dans le corps, nous en déduirons qu'en se retenant d'aller de l'avant, on éteint sa joie de vivre.

L'identification de la maladie, posée par un diagnostic médical donne également une solide orientation à un travail psychologique nécessaire à la guérison définitive. Aucun mal, même de faible intensité ne doit être balayé d'un revers de main, car il contient un précieux message. L'analyse de sa teneur permet à terme la régression de la pathologie. L'organisme mettra d'autant plus de temps à récupérer, que nous en aurons négligé ses messages. La progression morbide de la maladie permet d'évaluer le degré de résistance, que nous opposons aux transformations nécessaires à notre évolution. En revanche, l'écoute à notre âme nous gratifie d'un regard plus large sur nous-mêmes, permettant ainsi de comprendre nos émotions et sentiments, nos comportements et de prendre conscience des pensées et des croyances qui nous limitent. Grâce à une meilleure connaissance de soi, nous pouvons désinstaller la maladie.

Afin d'aider à se libérer d'émotions pesantes et encombrantes et à réduire les méfaits d'une onde de choc causé par un traumatisme, les régulateurs émotionnels, tels que les élixirs floraux du Dr Bach ou les élixirs du bush australien, dont la propriété est de rétablir un équilibre à la fois psychique et physique, présentent une réelle efficacité. Concernant la perte d'un être cher, l'élixir floral du Dr Bach, Star of Bethléhem sera d'un grand secours, pour apaiser le chagrin et la tristesse. Quant à l'élixir Walnut, il permettra d'en faire plus facilement le deuil. Ces deux élixirs agissent en synergie pour minimiser la puissance de l'impact sur le physique, en procurant davantage de sérénité.

L'élixir Impatiens, capable de modérer une hyperactivité ou un état de nervosité bien souvent responsables de problèmes cardiaques, peut également avoir raison de démangeaisons générées par des envies irrésistibles de réalisations mais réfrénées par peur. Ces démangeaisons deviendront d'autant plus insupportables, que l'on s'obstinera à étouffer ses désirs. Les huiles essentielles, au même titre que les élixirs floraux offrent une aide précieuse pour alléger la souffrance concécutive à une perturbation émotionnelle.

Une émotion, quelle qu'elle soit n'arrive jamais par hasard ; elle porte son lot d'informations pour une meilleure connaissance de soi. Le corps garde en mémoire l'impact de chacune de nos émotions, creusant ainsi progressivement son empreinte dans le physique.

Face à cet état de fait implacable, comment minimiser l'impact des émotions sur la santé ?

La démarche consistera à identifier l'émotion, la nommer, détecter ce qu'elle sous-entend, soulever son origine et en comprendre son sens. Autant d'étapes pour permettre d'affiner son ressenti et d'identifier quelle partie de l'être profond a été touchée ou réveillée. Le sentiment que cache l'émotion revêt une importance capitale, puisque c'est lui qui va permettre de remonter à la blessure originelle, contre laquelle on se protège depuis l'enfance. C'est en apaisant la souffrance inhérente à la blessure, qu'on évitera l'impact dévastateur de l'émotion sur la santé. Ceci n'empêchant nullement d'intervenir sur le plan physique, afin de soulager l'organe touché ou d'avoir recours aux fleurs de Bach ou aux huiles essentielles. L'exemple d'un manque de confiance en soi vient étayer mon propos. Dans un tel cas, l'investigation débusquera un sentiment profond de dévalorisation et de mésestime de soi, pouvant remonter à la blessure de rejet ou d'abandon, réellement vécue ou seulement ressentie. Sur le plan physique, cette fragilité s'exprimera par une déficience immunitaire avec perte d'énergie et baisse de tonus, pour lesquelles seront prescrites des plantes comme Echinacea, Ginseng, Eleuthérocoque ou Schizandra. Quant au plan émotionnel, l'élixir de Bach, Larch ranimera une confiance en soi réduite à sa plus simple expression, tandis que l'élixir Olive réactivera la vitalité du corps et de l'esprit.

Au vu de ce qui vient d'être énoncé, nous avons désormais conscience que notre corps, par son aspect physique, ses émotions et les maladies qu'il développe, notre entourage proche ainsi que les évènements que nous vivons, sont autant de supports pour nous accompagner dans une démarche intérieure et vers un retour à la santé.

*Pour apaiser notre état émotionnel,
il n'est donc pas nécessaire d'aller chercher
à l'extérieur, ce dont nous disposons
dans notre espace le plus immédiat !*

*« C'est bien souvent en allant au fond des choses,
que l'on refait surface. »*

*« Il faut parfois plonger profondément en soi,
pour atteindre des sommets. »*

*« La santé n'est pas seulement l'absence de maladie,
c'est une joie intérieure que nous devrions ressentir
tout le temps, un état de bien-être positif. »*

Deepack Chopra

*« Il existe un curieux paradoxe :
quand je m'accepte tel que je suis, alors je peux changer ».*

Carl Rogers

LA DIMENSION SPIRITUELLE

« La voie spirituelle est le choix d'un style de vie positif »
Deepak Chopra

La prise en compte des deux dimensions, physique et émotionnelle s'avère effectivement capitale pour initier un retour à la santé, mais si nous n'y ajoutons pas un peu de foi en la Vie, nous ne serons jamais en pleine santé !

Le plan spirituel consiste à s'élever dans sa dimension supérieure, celle qu'on a négligée, oubliée pour ne suivre que ses aspirations purement matérialistes et la dictature de son égo.

La dimension spirituelle de la santé fait référence à la force de vie, qui impulse la capacité en chacun de nous, à rester en santé ou à s'auto guérir. Il est bon de se rappeler, que la santé est le plus grand des atouts et que grâce à elle, nous sommes dans le vif de la vie, pouvant la croquer à pleine dents et réaliser toutes nos envies. Sans la santé, même avec tout l'argent du monde, notre champ d'action se trouve considérablement réduit. Elle est un précieux trésor à la fois fragile et précaire auquel nous devons la plus grande des attentions. C'est en tirant jour après jour sur le fil de la négligence, que nous déconstruisons petit à petit la magnifique dentelle, qu'est notre santé. Néanmoins, il est rassurant de savoir, qu'en reprenant le fil nous pouvons retisser la broderie avec un résultat, parfois aussi parfait qu'initialement. Au plan de la conscience universelle, la santé nous revient de droit, puisqu'elle fait partie de notre héritage, pour lequel nous devons être reconnaissants. L'état de bien-être croît à la lumière de cette conscience élevée de la santé et de la gratitude, qu'on en a.

Nous jouissons de cinq sens, nous permettant d'appréhender la vie dans sa multiplicité dimensionnelle : la vue, l'ouïe, l'odorat, le goût et le toucher. En bénéficier paraît normal. C'est lorsque nous en sommes privés, que nous mesurons pleinement l'importance de chacun d'eux et le bonheur d'en jouir. L'absence d'un sens a pour conséquence de modifier l'angle de notre conscience et de percevoir la beauté de la Vie, d'un prisme réajusté.

Nous sommes constitués de membres (jambes et bras) nous offrant la possibilité d'une multitude de choses à réaliser. Avant même d'en être privés lors d'un accident de la vie pouvant survenir à tout moment, réjouissons-nous de pouvoir marcher, courir, grimper, étreindre, saisir et rendons grâce pour cette chance immense.

L'handicap fait prendre conscience de la préciosité de la vie, de l'immense bonheur d'être en vie et fait considérer le peu d'autonomie restant comme un privilège. Alors, n'attendons pas l'évènement fatal pour en devenir conscient et apprécier ce don de la vie. Habitons notre corps d'une subtile reconnaissance pour tous les bienfaits, qu'il nous procure ; ainsi, nous embellirons notre quotidien, vivrons en forme, en pleine santé jusqu'à un âge avancé. Peut-être pourrions-nous nous demander pourquoi certaines personnes à mobilité réduite réussissent à se dépasser, tant dans une récupération physique inespérée, que dans un exploit sportif époustouflant. Le handicap chez certains, ne constituant nullement un obstacle au dépassement de soi ainsi qu'aux performances exceptionnelles, force l'admiration. Au delà d'une volonté de fer, ces personnes puisent au plus profond d'elles-mêmes cette force de vie, qui les rend confiantes en leurs ressources inépuisables et en la vie.

A l'image de ces gens d'exception, que la vie a propulsés au-delà de leurs limites, nous pouvons à tout moment contacter cette puissance intérieure, pour repousser nos lignes. En transcendant leur handicap, ils nous montrent qu'avec enthousiasme et foi en notre objectif nous pouvons soulever des montagnes. Que la dimension de ces êtres exceptionnels serve d'exemple à tous ceux, qui sont tentés de capituler au moindre obstacle ! Ils sont nos maîtres, à nous bien portants, dont la fâcheuse tendance est de mentionner ce qui ne va pas et de nous plaindre à tout bout de champ. Cette force de vie, de réparation et de guérison existe en chacun de nous. Certains l'ignorent, d'autres n'y croient pas. En revanche, l'impardonnable serait de ne pas l'activer sachant qu'elle existe ; comme il serait impardonnable et stupide de refuser d'actionner une télécommande, pour changer de programme !

Mark Lahore ironise, en disant qu'*« une fois que l'on sait, on a perdu l'avantage de ne pas savoir »*.

Cette puissance semble nous effrayer, comme l'atteste cette pensée tirée du très beau texte écrit, par Marianne Willamson et prononcé par Nelson Mandela, lors du discours de son investiture en 1994 :

« Notre peur la plus profonde n'est pas que nous ne soyons pas à la hauteur. Notre peur la plus profonde est que nous soyons puissants au-delà de toute limite. C'est notre lumière et non pas notre obscurité, qui nous effraie le plus. »

Cette énergie phénoménale, nous ouvrant au champ des possibles, s'exerce dans tous les domaines de notre vie, y compris la santé. Alors, qu'elle est prête à jaillir au moindre signe de notre part, par peur nous préférons la réprimer, nous faisant ainsi stagner dans cet univers bien connu d'impossibilités, de frustrations et de mal-être.

En s'ouvrant à cette puissance au delà de l'imaginable, l'homme se dote d'un potentiel de force, de confiance en la Vie, de sécurité intérieure, lui permettant de franchir les obstacles avec quiétude et sérénité.

La force de Vie en chacun de nous, fait de notre corps, un génie d'intelligence et de perfection. En effet, le corps humain s'inscrit dans une extraordinaire complexité dépassant l'entendement. Tant de vie, d'intelligence, de précision, d'équilibre dans l'infiniment petit procure un émerveillement, toujours grandissant au fil des découvertes scientifiques. Mais combien de fois dans notre existence, prenons-nous la mesure de ce génie de perfection ? La science explorant notre organisme toujours plus profondément, nous délivre les secrets les plus intimes de cet univers époustouflant d'organisation et de communication. Profitons du silence de notre intériorité pour sentir, respirer, battre, vibrer, circuler cette énergie de vie ; dès lors que nous aurons perçu ce qui vit à l'intérieur de soi, il ne nous sera plus possible de demeurer indifférent au monde fabuleux, dont est constitué notre corps. Inévitablement, l'éblouissement et la gratitude feront suite à la conscience d'une telle réalité. La perception de cette énergie circulante nous fait prendre la mesure du bonheur d'être en vie. Malheureusement, trop de rationnel refusant l'intangible, rejetant l'inexplicable éloigne de cette réalité. Pourtant, poser sa conscience sur cette force d'équilibre et de perfection faisant vivre chacune de nos cellules, rassure et fait du bien.

Notre corps abrite notre âme, la partie la plus intime de notre être ; celle qui connait la raison de notre incarnation et notre programme d'évolution. D'aucuns diront que notre corps est sacré, puisqu'il est le « *temple de l'âme* », l'essence immortelle et éternelle de l'être ; Bouddha, quant à lui invite à en prendre soin car « *il est notre véhicule pour l'éveil* ». La conscience du caractère sacré du corps en élève ses vibrations, puisqu'on accorde valeur et importance à ce qui est précieux. Il va de soi qu'une fois touchés de cette évidence, nous ne pourrons prodiguer à notre corps, que le meilleur en termes d'écoute, de soins et d'aliments.

Conformément à la loi universelle de manifestation, l'homme jouit à tout moment d'un **pouvoir de création**, sans même en avoir réellement conscience. Pourquoi n'exercerait-il pas ce pouvoir pour manifester la santé ? Si nous arrimons conviction, foi et enthousiasme à notre intense désir de réalisation, la puissance créatrice se manifestera à la hauteur de nos espérances. Il ne suffit pas de souhaiter la santé, pour la faire advenir ; il faut impérativement faire preuve de certitude et de foi en sa réalité manifestée. L'attente dans la légèreté et la joie, que procure une foi indéfectible, est l'ingrédient nécessaire à son émergence comme à tout autre souhait.

Outre les soins et le respect, que nous prodiguons à notre corps, la qualité vibratoire de nos pensées, croyances, paroles et sentiments a un rôle déterminant quant à celle de notre vie et de notre santé. En effet, nous sommes et créons ce que nous pensons et croyons. Si nous pensons, croyons, parlons santé, nous exprimerons la santé. Si nous nous pensons, croyons, parlons maladie, nous exprimerons la maladie. Le mal-être ou la maladie ne sont en réalité, que l'expression d'un pouvoir de création utilisé à mauvais escient.

Les scientifiques, les physiciens sont unanimes pour affirmer, que l'être humain n'est que pure énergie et que la matière n'existe pas en tant que telle, puisque si nous rassemblions tous les atomes, dont est constitué un corps humain, ils se réduiraient à une tête d'épingle.

L'être humain se comporte comme un émetteur et récepteur d'informations. En effet, notre subconscient émet et reçoit en permanence des informations sous forme de flux d'énergie, de fréquences variables comme les pensées, paroles, émotions ou croyances. Il faut être conscient, que tout ce que l'on émet par la pensée ou la parole, nos émotions, nos croyances ou même les mémoires que l'on porte, libèrent un flux vibratoire, qui se manifeste en s'inscrivant dans la matière. En clair, toute manifestation, tout ce qui constitue notre réalité émane d'énergies créatrices.

Il découle de ce constat, que nous sommes dotés d'un réel pouvoir sur notre vie ainsi que sur notre santé, ce qui est merveilleux ! D'autant plus merveilleux, qu'en tenant les rênes de notre sort, nous pouvons à tout moment le redéfinir. Ce que nous vivons aujourd'hui, nous l'avons créé. Ce que nous allons vivre dans le futur, nous le créons aujourd'hui.

Nous sommes seuls face à la gestion de nos pensées, paroles, croyances, émotions et sentiments. Connaissant la puissance de leur impact, nous devons reprendre les commandes de notre mental, afin de le maitriser et le canaliser.

A chaque instant de notre existence, nous avons le choix de valider ou non la teneur négative de ce que nous émettons en termes de pensées, croyances, paroles et sentiments. Notre pouvoir réside dans le fait, que ce que nous pensons de nous-mêmes ou de façon plus générale, forge notre réalité. En effet, ce que nous vivons de tangible n'est que le fidèle reflet de notre état d'esprit et de conscience. Les infortunes, les échecs ou les maladies ne sont que la résultante d'une piètre programmation de notre subconscient.

La reprogrammation positive de l'inconscient, à l'aide de pensées ou paroles reformulées, de croyances salutaires ou de prières, offre la possibilité de renverser la tendance et de redessiner les contours de l'existence.

Les propos précédemment énoncés sont parfaitement illustrés, par les expériences du scientifique japonais

Masaru Emoto, démontrant l'incidence des pensées, paroles, intentions sur des molécules d'eau. L'expérience porte sur plusieurs tubes à essai remplis de la même eau, qu'il a partagés en deux lots distincts. Il a étiqueté chaque tube, en inscrivant des mots ou des phrases à teneur positive pour le premier lot et négative pour le deuxième lot. Puis, il les a laissés reposer quelques heures avant de les congeler, pour procéder ensuite à l'observation au microscope des différents cristaux résultant de cette congélation. A l'issu de cette étude, Masaru Emoto a constaté, que les cristaux en provenance de tubes étiquetés négativement du second lot, présentaient une structure moléculaire anarchique comparée à celle très organisée et harmonieuse, provenant des tubes étiquetés positivement. Des mots, comme amour, paix, joie, harmonie, des affirmations comme « *j'aime la Vie* », des références humaines comme Nelson Mandela ou le Pape François ont eu un impact positif sur les molécules d'eau.

Masaru Emoto en a conclu que les pensées, les intentions, les mots ont émis une information, capable de faire adopter une structure bien précise à la molécule d'eau, en fonction de sa teneur. Il a ainsi démontré le pouvoir créateur de la pensée, par la manifestation concrète de la fréquence qu'elle engendre.

Or, sachant que notre corps est composé d'environ 70 à 80 % d'eau, nous comprendrons aisément, que tout ce que nous émettons en termes de pensées, paroles, émotions, sentiments, croyances s'impacte différemment au cœur de nos cellules, en fonction de la qualité vibratoire émise. La teneur de ce que l'on émet génère au niveau cellulaire, une inscription d'ordre ou de désordre moléculaire.

C'est, lorsqu'on est bien dans sa tête, dans sa vie, nourri de pensées de paix, de joie, de gratitude envers la vie, que l'on crée au niveau des cellules un champ vibratoire harmonieux, favorable à l'état de bien-être. Il suffira donc de transformer ses vieilles croyances, ses pensées erronées, ses paroles ou sentiments négatifs, pour accéder au taux vibratoire compatible à l'état de pleine santé.

La cellule a besoin de cette énergie de vie harmonieuse pour bien fonctionner ; c'est lorsqu'elle fait défaut que le lit de la maladie s'organise.

Nous pouvons ainsi délibérément créer notre bien-être ou agir sur notre état de santé.

Nos cellules s'impactent continuellement d'une multitude d'informations, s'ajoutant à toutes celles, qu'elles détiennent déjà en leur sein : notre patrimoine génétique, notre ADN.

La cellule garde tout en mémoire : les cristallisations énergétiques consécutives à des traumatismes, le conditionnement dicté par des croyances, les blessures et les souffrances morales ou physiques ainsi que les mémoires transgénérationnelles.

A l'image des êtres vivants, nos cellules sont en étroite relation et dépendent les unes des autres. D'une communication limpide et harmonieuse découle le bon fonctionnement de l'organisme.

Puisque la cellule capte, comme l'eau toutes sortes d'informations, pourquoi ne tenterions-nous pas de la charger intentionnellement de vibrations positives, en émettant des pensées harmonieuses ou des intentions de paix et d'amour ? La cellule bénéficierait ainsi d'un taux vibratoire élevé, pour se reprogrammer. Il est certain, qu'en rayonnant d'amour pour soi, nous renforçons nos cellules dans la perfection de leur fonctionnement. C'est ainsi, que notre ADN pourrait se réinitialiser de codes compatibles à la santé. Les cellules entre elles se passant le message, l'effet positif se répercutera au niveau de l'organe, puis de l'organisme tout entier. Comme pour nos cellules, nous pouvons élever la qualité vibratoire de notre alimentation et ainsi améliorer le confort digestif, grâce à une meilleure assimilation.

Tout contenu positif, qu'il émane de pensées, d'intentions, de paroles, de croyances ou de mémoires, renforce l'énergie vitale. Mais il ne se suffit pas à lui-même car sa formulation est d'importance pour concrétiser le désir.

Concernant notre désir de santé, nous avons le réflexe de souhaiter de « *ne plus être malade* », ce qui s'avère contre productif, compte tenu du fait que le subconscient ne reconnait pas la négation ; dans ce cas, le cerveau enregistre uniquement le mot « malade ». Il faut au contraire affirmer la santé comme potentiellement manifestée par des phrases positives, telles que « *j'exprime la pleine santé* » ou « *je vis la pleine santé* ». Tout souhait ne se formule qu'en termes positifs. Par ailleurs, alors que notre vœu le plus cher est d'être en paix, nous avons coutume de tenir des propos comme « *Je ne veux plus la guerre* », allant totalement à l'encontre du désir de paix, puisque le cerveau dans ce cas ne retient que le mot « guerre ». Des phrases comme « *je veux la paix* » ou « *je vis la paix* » seront quant à elles, génératrices du climat souhaité.

Parallèlement, nos dirigeants devraient davantage parler de paix, plutôt que d'exhorter au combat. Trop de mots comme combattre, lutter, attaquer, éradiquer, proférés par les instances politiques et sociales ne sont pas sans laisser au plan collectif de nombreuses traces de violence. Si leurs discours avaient une toute autre teneur, peut-être y aurait-il moins d'agressivité au sein même des familles ou des communautés ?

La cohérence entre ce que nous pensons, disons et actons est essentielle pour activer le processus de manifestation. En effet, si nous disons que nous voulons guérir, alors que dans notre for intérieur nous en doutons, pensant que c'est impossible, la parole, même si elle parait sincère, demeurera improductive, puisque sapée par une pensée négative sous jacente. Pour manifester la santé, il faut impérativement, que les pensées, les paroles et les actes s'alignent sur l'axe de la guérison et que l'intention soit maintenue fermement dans le temps. Il en est même dans tous les domaines de la vie.

Il existe une puissance de manifestation encore bien supérieure à la pensée et à la parole : l'écriture et particulièrement ce qui est écrit en conscience.

Dans l'échelle des grandeurs, la visualisation, consistant à conceptualiser l'image de ce que l'on veut voir se réaliser, s'inscrit en tête, pour donner force et corps au processus de création. La projection du désir doit impérativement s'étoffer d'enthousiasme et de joie, pour produire le résultat escompté. Plus l'émotion sera authentique et ressentie cellulairement, plus la matérialisation sera rapide et puissante. En effet, l'idée inspirée doit être impérativement soutenue par les deux piliers, que sont la foi et l'enthousiasme, sentiments capables d'accélérer et d'intensifier le processus de manifestation. On intensifiera ce phénomène en associant la visualisation à la programmation.

Au plan d'une conscience plus élevée

Dans son livre « *Comment j'ai mis en pratique la Vérité* », Dr H.Emilie Cady estime regrettable, que nous accordions crédibilité uniquement à ce que nous voyons, palpons, appréhendons par nos sens, ce qu'elle qualifie d'illusoire. Ce qui s'oppose à l'illusion est, selon elle la Réalité et c'est à cette notion, qu'elle invite ses lecteurs à faire référence. Elle explique que l'ombre, la maladie, la pauvreté ou la pénurie ne sont qu'illusions, puiqu'elles n'existeraient pas en tant que telles, mais uniquement considérées respectivement comme manque de lumière, de santé ou d'abondance. Sous le mot de Réalité, est suggérée la manifestation de tout ce qui contribue au bonheur de l'être humain, c'est-à-dire l'amour, la paix, la joie, la sagesse, l'harmonie, la santé, l'abondance. Si l'on se réfère à cette thèse, au même titre que l'ombre est l'absence de lumière, la maladie n'aurait pas de réalité, puisqu'elle n'est qu'absence de santé. La santé est la Réalité, sur laquelle nous devons porter notre attention et non la maladie.

On pourrait légitimement s'interroger sur le fait, que nous manifestons majoritairement ce qui va à l'encontre de notre bien-être, plutôt qu'à ce qui le génère. Ne serait-ce pas le crédit, que nous accordons aux aspects illusoires de la vie, qui nous mènerait là, où nous n'avons pas envie d'aller ? En effet, la caution consentie à l'illusion, c'est-à-dire à tout ce qui n'est pas Réalité, a pour effet de nous propulser dans le mur de la souffrance et de la pénibilité. Si nous voulons jouir de manifestations heureuses, dans quelque domaine que ce soit de notre vie, ouvrons-nous au champ d'une conscience supérieure, dans lequel règne en maître absolu la force du Bien, justement nommée Réalité par Emilie Cady. Aucun texte sacré ne fait l'apologie de la pauvreté, de la pénurie, du manque, de la précarité ou de la maladie. C'est notre incrédulité face à ses dogmes, qui donne dimension aux restrictions, que nous acceptons comme une fatalité ou que nous adoptons comme étant la confirmation de notre conviction de ne pas mériter ce qui nous revient de droit. La réalité, que nous vivons n'est que la résultante de notre regard sur nous-mêmes, comme nous l'avons vu précédemment ainsi que de notre foi en la Vie.

La Vie est généreuse et nous gratifie de son abondance, à condition d'y faire appel. Bien que l'abondance nous soit à portée de main, nous sommes à l'image du poisson se plaignant de ne pas avoir d'eau pour évoluer, alors qu'il est en train de nager ! La vie devient plus légère et clémente, dès lors que nous intégrons le fait que nous baignons dans le champ de tous les possibles et qu'il est notre Réalité et même notre héritage. Il serait dommage de ne pas en profiter ! C'est la foi en cette abondance infinie et destinée à tous, qui alimente la spirale génératrice de bienfaits.

La foi en l'abondance crée l'abondance. *« On ne reçoit, que ce que l'on est capable de concevoir et de recevoir »*, signifie que l'on devient acteur de sa propre abondance, dès lors que l'on a conscience de la mériter, confiance et reconnaissance pour ce qu'elle nous offre. L'énergie coulant là où se porte l'attention, pourquoi s'imposer des limites, alors qu'il suffirait de s'ouvrir à l'infini des possibles ?

La gratitude consistant à remercier pour tout ce dont nous jouissons au quotidien (être en vie, en santé, nos enfants, nos amis, la lumière du jour, le soleil, la pluie, les oiseaux, les fleurs, ce que nous vivons d'heureux sur le plan personnel, matériel, professionnel) fait accoucher la vie de sa profusion. La banalisation ou l'indifférence à cet état de fait, coupe de cette source intarissable, comparable à la cascade coulant à flots et déversant sans retenue son eau, toujours et encore. La gratitude prépare le terreau au bien-être intérieur.

Ce sont les énergies positives, qui installent durablement le bien-être et la santé. La marche vers la guérison est intimement liée à la certitude, que la pleine santé est véritablement notre lot à tous. A contrario, en craignant la maladie, nous lui donnons racine. De même que la considérer comme une fatalité et s'y résigner ou la refouler a pour effet de l'ancrer chaque jour davantage.

Notre société fait beaucoup trop mention de la maladie, contre laquelle le corps médical s'engage tête baissée dans un combat symptomatique, alors qu'il serait judicieux de se préoccuper de la cause. Faut-il vraiment s'entêter dans cette lutte, alors que nos hôpitaux ne désemplissent pas et que bon nombre de pathologiques demeurent sans solution vraiment efficace. Face à tous les efforts collectifs restés vains, pourquoi ne pas se tourner individuellement vers la force de guérison, existant en chacun.

« Voir la réussite au-delà de l'échec, la santé au-delà de la maladie et l'abondance à travers la pauvreté…. et je te donnerai la Terre, que tu vois. » Croire à la maladie, lui reconnaître une forme de légitimité lui donne corps et consistance. En revanche, l'entendre dans le message qu'elle porte, tout en visualisant la santé recouvrée au cœur des cellules, réduira la maladie à l'état de l'ombre, s'effaçant à la venue de la lumière.

« La personne bien portante a l'idée arrêtée de la santé. Si elle est basée sur le roc de la vérité et de la droiture, elle sera durable. »

En faisant référence à sa dimension supérieure par le biais de la méditation, l'être humain influence aussi sa réalité. La méditation de pleine conscience, pratique bouddhiste est une concentration de l'esprit à ce qui EST. Accepter que « ce qui EST est JUSTE » fait incontestablement lâcher prise et assure la tranquillité de l'esprit et le bien-être du corps. En effet, l'humain, ne pouvant appréhender le plan céleste doit accepter que *« les voies du Seigneur sont impénétrables »* et que tout ce qu'il est amené à vivre est juste, en référence à une justice supérieure. La méditation, consistant à accueillir les pensées sans s'y attarder, tient à distance ruminements, tourments ou obsessions pour mieux entendre la voix de l'âme. La libération de l'esprit, qui en découle soulage de la dépression et de toutes formes d'anxiété et ferait régresser les effets du vieillissement cellulaire. L'expérience a montré, que l'on peut se sevrer de médicaments comme les anti-inflammatoires, les antidépresseurs ou les somnifères, grâce à l'effet apaisant de la méditation. L'alternance d'ouverture au monde extérieur et de retour à soi est le garant d'un équilibre physique, psychique et d'évolution spirituelle. D'autre part, une expérience relevant de la physique quantique, réalisée à Washington a montré qu'une méditation collective d'une journée peut réduire de 25 % les actes de violence, par rapport aux statistiques habituelles.

Nous avons le choix et son entière responsabilité

A tout moment de l'existence, l'homme est confronté à des choix. Par ce propos, *« chaque instant de ma vie est un nouveau départ »*, Louise Hay laisse entendre, que chaque décision nous embarque sur un chemin bien précis, lui-même débouchant sur plusieurs opportunités, où là encore s'imposent de nouveaux choix, pour lesquels nous avons notre libre arbitre. Nous sommes responsables des choix que nous faisons. Nous avons le choix de mener notre vie de main de maître, comme celui de la subir en s'accrochant à notre statut de victime. De même que nous pouvons décider d'ores et déjà de prendre notre santé en main, en ayant une bonne hygiène alimentaire et de vie, au lieu de nous remettre passivement dans les mains d'un médecin, duquel nous attendons des miracles. Parallèlement, en vue d'une guérison intérieure, nous pouvons décider dès maintenant, d'opérer des transformations profondes en modifiant nos pensées, nos croyances, en changeant notre regard sur la vie et sur notre passé, ainsi qu'en pardonnant. Refuser de faire un choix est une décision, celle de se laisser ballotter par la vie, au rythme de ses aléas ! Il est confortable dans ce cas, de penser que ce qui arrive est indépendant de la volonté et que c'est « la faute à pas de chance ! ». Cet obscurantisme anesthésie la conscience et contient la personne porteuse de cette croyance dans une ornière, de laquelle il est difficile de s'extraire. Le choix est absolument dans tout ce qui se présente, puisque nous pouvons adopter ou refuser une pensée, une croyance, un avis ou un ordre, ressasser le passé ou accepter son bien fondé, épouser ou repousser le statut de victime, se soumettre ou relever la tête.

La contre partie à cette possibilité de choix est que nous endossons leur entière responsabilité. Les expériences, qui en découlent tissent le tracé de notre vie. Le passage du statut bien confortable de victime au statut de responsable à 100 % requiert force, courage et détermination ; il nécessite une prise de distance face aux conseils de gens « avisés », pour se référer uniquement à ce qui résonne en soi, garant du « bon » choix. Parfois, ces choix faits au plus près de soi peuvent sembler rationnellement mauvais ; il n'en est rien, puisque tout ce que l'on est amené à vivre n'est qu'expérience et sous l'égide d'un plan supérieur, dont les voies sont souvent inattendues et surprenantes mais toujours nécessaires à notre plan d'évolution. L'intérêt de notre parcours terrestre réside dans cette multitude de choix, qui s'offre à nous, ainsi que dans leur responsabilité qui nous engage.

L'état de santé est en quelque sorte une affaire de consciences :
- conscience de qui nous sommes,
- conscience de ce que nous vivons ici et maintenant,
- conscience d'un plan supérieur, nous invitant à considérer que tout ce que nous expérimentons est juste, même si nous n'en avons pas la compréhension et à œuvrer en faveur du lâcher prise et du pardon,
- conscience que la force d'amour en nous nous aime, nous sécurise et nous met en joie.

La conscience de l'instant présent

Il est désormais reconnu, que le sentiment de bien-être croît parallèlement à l'état de conscience, déployé à la faveur de relaxation, d'introspection, de méditation et surtout d'une présence consciente à l'instant. Être dans l'instant présent consiste en la présence pleinement consciente de ce que nous vivons, ainsi que de ce qui nous entoure. Nous sommes corps et esprit à l'instant présent, dès lors que remplis d'amour et de gratitude envers la vie nous savourons les délices du moment. La conscience du bonheur d'être en vie magnifie le présent et sublime l'état de bien-être.

Plutôt que de vivre l'instant présent, nous avons la fâcheuse tendance de revenir sur le passé, qu'il est impossible de changer ou de nous projeter dans un futur, qui n'est pas encore et dont nous ignorons tout. *« Hier est de l'histoire, demain est un mystère, aujourd'hui est un cadeau »* ; cela signifie qu'en vivant le présent, on se fait un véritable cadeau ! Être dans l'instant présent préserve de peurs surgissant à l'évocation du futur. L'inconnu génère en effet chez certains, incertitudes, inquiétudes ou angoisses, dévastant autant psychiquement que physiquement. D'autre part, les souvenirs d'un passé douloureux réactivent un bouillonnement intérieur fait de rancunes, de regrets, de remords, de colères, de jugements et même d'interprétations faussées par le prisme de blessures d'enfance.

Ces sentiments libèrent de véritables poisons pour la santé. C'est pour cette raison, que nous devons pacifier notre passé, afin qu'il ne ruine pas notre présent. Le passé n'a de légitimité que s'il livre à la conscience les éléments à transformer, pour alléger le présent. Eprouver de la nostalgie, au souvenir de ce qui a été et qui ne sera plus jamais, est en quelque sorte passer à côté de sa vie, en se privant de tout ce que le présent offre de merveilleux. L'élixir du Dr Bach, Honeysuckle permet le deuil d'un idéal de vie, en déracinant la croyance, que tout était merveilleux dans le passé ainsi que le regret de ne plus y avoir accès. En nous soulageant de cette conviction, l'élixir Honeysuckle nous ouvre à la pleine conscience de l'instant, ainsi qu'à la joie qu'elle procure, ingrédients indispensables à l'expansion de la santé.

Le présent se renforce, en se détachant du passé et de l'idéal de vie, qui y est accolé. En revanche, tirer les enseignements d'un passé totalement accepté et intégré fait gravir les échelons de notre chemin d'évolution.

Le lâcher prise et le pardon

Pour accéder à la guérison, il faut non seulement accepter le passé dans sa raison d'avoir été et en comprendre son sens, mais il faut impérativement pardonner, ce qui libérera de tensions ou crispations épuisantes, pour installer progressivement un état de détente et de paix, propice à la santé. Le pardon est libérateur pour soi et pour celui, auquel il est accordé ; il permet de refaire circuler des énergies jusque là prisonnières du refus de lâcher prise. Le pardon soulage véritablement, car il éteint le feu qui ravage mentalement et apaise les douleurs de l'inflammation. La personne, qui résiste en ne lâchant rien, finit par tomber malade dans l'inconscience totale du lien de cause à effet. La rancune tenace couplée d'un refus catégorique de pardonner a parfois conduit à la mort. Pourtant certains, grâce au pardon pleinement consenti sont revenus in extremis à la vie, alors qu'ils étaient condamnés par la médecine. Le pardon devient accessible, grâce à la compassion face à la souffrance d'autrui ainsi qu'à la capacité à se mettre à sa place. Seul, l'Amour permet d'accéder à la dimension supérieure du pardon.

Nous pouvons évaluer notre propre souffrance, à la lueur de prises de conscience concernant nos schémas de fonctionnement ainsi qu'à la compréhension de nos blessures. Être conscient du fait, que nous portons en nous la vibration susceptible d'attirer une situation et que l'autre n'est que le révélateur de notre propre problématique, facilite largement le pardon et allège de souffrances récurrentes. En s'attribuant la responsabilité du préjudice subi, tout en dédouanant autrui, on lève toutes formes de rancœur, reproche ou colère, qui minent et dévastent.

Tout ce que nous vivons fait écho à ce qui se passe dans notre intériorité. La maltraitance que nous subissons est le parfait reflet d'une forme de malveillance faite à soi. Nous attirons les gens qui nous dévalorisent ou nous humilient, pour nous montrer à quel point dans l'inconscience la plus totale, nous nous nions ou nous nous négligeons. Nous n'évoluerons que, lorsque nous aurons admis que ces personnes sont mises sur notre route, pour nous faire prendre conscience de notre problématique.

Lorsque l'on souffre de rejet, en s'intégrant difficilement à un groupe par exemple, on est en droit de se demander, quelle partie de soi on rejette, on refoule, on n'accepte pas. Comme une partie que l'on extrait d'un tout, rejeter une part de soi rend bancal. A l'inverse, s'exprimer dans toutes ses dimensions, se sentir complet est garant d'un épanouissement harmonieux. Nous concevons parfaitement, que rejeter autrui s'assimile à une forme de violence ou de maltraitance ; il en est de même, lorsqu'on se nie ou étouffe une part de soi. Alors qu'il nous est impensable de réserver un tel traitement à autrui, nous nous faisons violence sans même en être conscients, par manque d'amour de soi. Or, la vie demande de s'aimer inconditionnellement au-delà de toutes considérations, de s'aimer pour ce que l'on est et non pas pour ce que l'on fait. Ne sommes-nous pas avant toute chose, des êtres spirituels venus sur cette terre faire une expérience humaine ? A ce seul titre, nous sommes aimables et dignes d'être aimés !

L'amour inconditionnel

L'amour de soi est une prise en compte globale de soi, dans le respect et l'acceptation totale de l'être, que nous sommes. Déjà à son époque, Socrate conseillait de « *se désintéresser des mesquines préoccupations, pour s'attacher au véritable objet de conquête : le souci de soi* » ; ce qui revient à dire que la priorité doit s'attribuer à soi, la personne la plus importante pour soi. Le dicton populaire, disant : « *Charité bien ordonnée commence par soi même* » signifie que toute attention doit être réservée en premier lieu à soi ; ceci ne faisant nullement l'apologie du nombrilisme ou de l'égoïsme, comme on serait tenter de le comprendre. Il est évident, que l'on ne peut donner que ce dont on est pourvu ; nul ne peut distribuer ce qui lui fait défaut. Il en est de même en terme d'amour. La carence d'amour de soi génère un amour sous condition, assorti de l'attente que l'autre vienne combler ce déficit. La relation issue d'un amour conditionnel à défaut d'être épanouissante, est à terme vouée à l'échec. Il faut donc avant tout s'aimer inconditionnellement, pour pouvoir redonner à l'autre un amour totalement désintéressé.

Tout rayonnement prend naissance en un centre de lumière ; sa puissance et son intensité sont fonction de la qualité du point lumineux, qui les a émises. Il en est de même concernant l'être humain ; plus il se donnera d'amour, de bienveillance et de douceur, plus son rayonnement d'amour sera de qualité. On n'imagine pas à quel point l'amour inconditionnel de soi transforme la relation à soi, à l'autre, la vie dans son ensemble ainsi que la santé. On pourrait même dire, qu'il est « le remède miracle » ! L'amour inconditionnel de soi demeure une notion abstraite pour beaucoup d'entre nous. En raison de la difficulté à le définir, voyons en quoi il consiste.

S'aimer inconditionnellement consiste à :

- accepter son incarnation

Notre âme a fait le choix de notre incarnation et de notre chemin d'évolution. Forts de cette conscience, acceptons cet état de fait. Ne pas accepter ce choix nous place dans une résistance, qui équivaudrait sa vie durant à s'opposer à une force supérieure ou à s'épuiser face à un vent contraire. L'incarnation de tout être relève du choix parfait de son âme, en vue de se conformer à un programme d'évolution bien précis. Toute incarnation, quelle qu'elle soit, n'est en rien le produit du hasard. La première étape de l'acceptation de notre incarnation commence par celle de nos parents, dont nous avons fait tout aussi inconsciemment le bon choix. La plupart d'entre nous se révoltent à cette idée. Mais au-delà de l'entendement, ce choix s'avère parfait car nos parents, tout premiers partenaires de notre vie sont les révélateurs de ce que nous sommes venus travailler ici-bas ; ils vont déterminer en quelque sorte la ligne directrice de notre chemin d'évolution.

Pour une grande majorité, nous avons le sentiment de n'avoir pas été aimés ou insuffisamment aimés de nos parents, même s'il n'en a rien été. Cette souffrance, générée par ce ressenti est cependant bien réelle et va impacter notre vie d'adulte d'un doute, quant à notre capacité à se sentir aimé ou à mériter l'amour.

Les déductions, qui en résultent, du style : « *Je ne suis pas digne d'être aimé* », « *Je ne mérite pas* », « *Je ne suis pas assez bien, pour être aimé* » donc « *Je suis nul et sans intérêt* » portent préjudice dans la relation à l'autre et principalement dans la vie de couple. Le quotidien d'un tel adulte est fait de confusions et d'incertitudes le concernant, de jugements sévères ou d'intentions destructrices à son encontre et surtout de pulsions irrésistibles à performer, dans le seul but d'être enfin reconnu et aimé. C'est sa souffrance primale, en l'occurrence le peu d'amour ressenti de ses parents, qui va guider et servir de levier à son processus de transformation. Son programme d'évolution consistera alors à développer l'amour de soi. Sans amour inconditionnel de soi, les quêtes incessantes de compliments, d'approbations, d'amour, de douceur, de reconnaissance de la part de l'autre ne génèrent que souffrances, déceptions ou frustrations, car elles ne sont jamais assouvies.

La réhabilitation de soi passe impérativement par l'acceptation de nos parents dans leur intégralité, par le pardon pour leurs erreurs et impossibilités « d'êtres humains en apprentissage », ainsi que par l'amour de ce qu'ils sont et la reconnaissance de ce qu'ils nous ont enseigné.

En vouloir à nos parents, au point de leur faire endosser la responsabilité de nos souffrances ou de leur refuser indulgence et pardon est un poison violent, venant obscurcir l'horizon de notre existence. Gardons à l'esprit, qu'alourdis de leur lot de souffrances, nos parents ont fait de leur mieux avec la conscience, dont ils étaient dotés au moment.

Sachant que nous sommes faits génétiquement et émotionnellement de chacun de nos deux parents, les rejeter s'apparente à nier une part de nous-mêmes, à s'opposer au choix primal de notre âme, ainsi qu'au bien fondé de notre incarnation ; c'est en quelque sorte nager à contre-courant avec les difficultés et l'épuisement, qu'ils impliquent.

- accepter son corps dans son intégralité

Car nous avons fait également le choix inconscient de notre enveloppe corporelle. Généralement nous n'aimons ou n'acceptons que très partiellement notre corps, lui trouvant souvent un voire plusieurs défauts. Or, c'est justement ces parties posant problème, qu'il faut accueillir dans le message, qu'elles portent. Rejeter notre corps rend malheureux car c'est notre marqueur identitaire, que l'on refoule. Le corps est porteur de messages authentiques, qu'il faut écouter scrupuleusement ; contrairement au mental, le corps ne ment jamais. Rappelons-nous, que le mot « mental » a la même racine que mentir. Cette observation devrait donner matière à réflexion, quant à la justesse des informations fournies par ce dernier. Le raisonnement devrait plus souvent laisser le pas à l'intuition, particulièrement lorsqu'il y a une décision importante à prendre, car l'âme nous conduit souvent sur des chemins inattendus, que le mental ne peut rationnellement anticiper.

Il est désolant de faire le constat de tant de silhouettes, se déformant dès le plus jeune âge en prenant des proportions hallucinantes au fil du temps ; au vu de l'ampleur de ce phénomène, il s'avère urgent de reconsidérer le rapport à la santé de notre société. Les autorités en charge de la santé publique laissent impunément l'industrie agro alimentaire fabriquer des produits raffinés et transformés à outrance, alors qu'ils sont reconnus comme néfastes et dangereux pour la santé. Notre société est malade du peu de considération attribuée au corps, l'assimilant à une poubelle, au même titre que la planète souffre d'être considérée comme une décharge, honteusement polluée de toutes sortes de détritus. Notre corps est notre allié et à ce titre nous lui devons le meilleur !

- accepter la métamorphose de son corps

Le corps est en perpétuelle transformation, passant insidieusement de l'état de bébé, enfant, adolescent, adulte à celui de vieillard. Cette métamorphose est inéluctable. La déplorer s'assimilerait à un papillon, refusant de s'envoler pour retourner dans sa chrysalide. Il est cependant agréable de voir le temps passer, dès lors que la sagesse prenant le pas sur la jeunesse, nous fait regarder la Vie sous un angle nouveau. Ce qui semble magique, c'est que curieusement on n'ait plus envie de revenir en arrière !

- abandonner définitivement la comparaison à l'autre

Il faut accepter et cultiver sa différence, puisque nous sommes tous uniques. Le monde a besoin de diversité et s'étoffe de la spécificité de chacun. Toute personne, s'évaluant par comparaison à l'autre s'englue dans la dépréciation, le jugement ou la critique vis-à-vis d'elle même et s'aigrit d'insatisfactions permanentes et de convoitises. Dans une relation amicale ou de couple, le basculement dans l'écueil de la jalousie puis de la possessivité marque inévitablement le coup d'arrêt d'une relation harmonieuse. Il est heureusement possible à ce stade de couper court à cette spirale infernale, en redorant l'estime de soi. Ce qui aide à la réhabilitation de sa propre image, c'est de savoir que ce que nous admirons en l'autre n'est que le reflet d'une part de soi non exprimée. La reconnaissance de notre caractère unique, doublée d'une estime de soi bien campée balaye définitivement toutes formes de dépréciation et nous rend fier. L'approbation et l'acceptation de soi sont l'assurance d'un changement positif au quotidien.

- s'accorder l'indulgence

Tout ce qui ne relève pas de l'amour alimente la spirale du négatif et est destructeur. La vie demande à chacun de s'épanouir en tant qu'être et non d'exister par ou pour ce qu'il fait. L'accomplissement de l'être ne laisse pas de place à la critique dévalorisante ni au jugement terrassant de soi. L'indulgence envers soi invite à poser la barre à une hauteur accessible ainsi qu'à se pardonner ses erreurs de parcours, prenant en compte le fait, que l'on est en perpétuel apprentissage. Cette considération bienveillante évite la culpabilité, véritable frein au parcours d'évolution. La culpabilité fait tourner en rond dans un schéma de pensées stériles, confortant dans l'idée que puisqu'on est coupable, on doit être puni. Comme pour nous donner raison, la vie se charge alors d'enchaîner les difficultés : contre temps, incident, accident ou maladie. En réalité, on n'est coupable que des actes que l'on a commis avec l'intention de nuire ; ce qui est rarement le cas. La culpabilité est un faux problème, dont il faut se départir car elle nous leurre et nous fait endosser une responsabilité, qui ne nous incombe pas.

Les formes inconscientes d'autodestruction, telles que les abus (tabac, alcool, drogues), la sur-médication et les déviances alimentaires (boulimie ou anorexie) sont les moyens pour certains de s'infliger la sentence, qu'ils croient mériter. Pourquoi s'en veulent-ils autant, au point de se faire mal ? Pourquoi se jugent-ils si sévèrement et se punissent-ils si violemment ? Qu'ont-ils fait de si répréhensible ? Que leur a-t-on fait croire à ce sujet ? Autant de questions invitent à sonder l'inconscient pour y débusquer pensées, sentiments, croyances ou mémoires, qui ont fait basculer dans l'addiction. L'analyse de ce qu'a enregistré le subconscient amène généralement au sevrage consenti et définitif de la dépendance. L'instinct de vie, nous assurant de sa protection nous fait réparer ce qui a été détruit. En réalité, le sentiment de culpabilité, nous habitant tous plus ou moins à différents degrés puise sa force dans un profond désamour de soi. Il est, en effet vain de se blâmer, pour ce qu'on a fait ou ce qu'on aurait pu ou dû faire, puisqu'on ne peut rectifier les actes du passé ni même les effacer ; l'important est de considérer avec compassion les impossibilités ou les insuffisances, qui nous limitaient au moment et de faire preuve d'indulgence pour accepter faiblesses et « échecs », sans le moindre jugement.

La culpabilité fait croire que l'on est responsable des actes, des malheurs ou des revers de situation d'autrui ; il n'en est rien, car chacun est responsable à 100 % de ce qu'il vit. Ce sentiment est une forme déguisée d'orgueil, déstabilisante pour celui ou celle, dont on se sent responsable. La culpabilité s'éteint, lorsque l'on prend conscience, qu'en portant la responsabilité de l'antagoniste, on le destitue de sa part de responsabilité, l'empêchant ainsi d'évoluer.

- s'attribuer la priorité

La priorité à soi consiste à se mettre à l'écoute de ses besoins et faire ce que l'on ressent bon pour soi, dans l'objectif de s'apporter le meilleur. Des propos comme « la personne la plus importante pour soi est soi même » peuvent paraître choquants pour certains, mais en réalité, c'est en se comblant en priorité d'amour, de bienveillance, d'attention et de respect, que l'on est à même de redonner en qualité ce que l'on s'est attribué, ce qui est impossible dans le cas contraire. En revanche, on se fait violence, lorsque l'on se montre indifférent à ses aspirations les plus profondes, validant systématiquement les priorités de l'autre, dans les seuls buts de lui plaire et de se faire aimer.

Lorsqu'on est amoureux, on se fragile en se fondant insidieusement dans le désir de l'autre. C'est ainsi, qu'on perd petit à petit son identité et son âme, sans réellement s'en rendre compte. La passion et l'état de fusion, qui découlent de cet état, ressentis comme merveilleux dans un premier temps, floutent la réalité en gommant notre capacité à discerner, pour ensuite nous éloigner imperceptiblement de nous-mêmes. Une fois redescendu du joli petit nuage sur lequel on a séjourné, on se retrouve face à ses besoins et désirs inassouvis. C'est alors, que se distend le lien fusionnel et que s'installe insidieusement la discorde dans le couple. Face à ses manques, l'être humain n'aspire qu'à recouvrer son espace, son libre arbitre, sa liberté, son autonomie.

Loin de moi l'idée de balayer d'un revers de main le désir de l'autre, mais il est nécessaire d'observer son propre ressenti face à sa proposition et de s'interroger sur ce qui motive à répondre positivement à sa requête. Est-ce par esprit de sacrifice ou par soumission ? Est-ce par peur de ne plus être aimé de l'autre, consécutivement à un refus de notre part ? Est-ce pour se fuir ou est-ce le sentiment de n'avoir aucune importance ?

Dès lors qu'on se sera attribué l'importance que l'on mérite, la prise en compte du désir de l'autre pourra s'exprimer dans la plus grande générosité et surtout sans condition. Se forcer s'assimile à une trahison à soi-même, puisque l'on réfute dans le cas présent, ses besoins vitaux et ses aspirations profondes. En revanche, l'écoute à ce qui est bon pour soi est facteur d'énergie joyeuse, d'équilibre harmonieux, aux plans personnel et relationnel.

- se respecter dans ses rythmes, dans son espace, dans ses envies.

La vie est ponctuée de rythmes. Chaque saison impulse un rythme différent. Tout comme les énergies déclinant en automne, notre rythme faiblit pour s'émousser en hiver, saison où l'on ressent le besoin de se calfeutrer chez soi. L'hiver est le temps du retour à soi, de l'introspection, de la maturation, alors que le printemps est celui de l'éclosion, de la dispersion, où le besoin de sortir de sa léthargie est impératif. Indépendamment du cycle des saisons, chacun évolue à un rythme, qui lui est propre. Certains ont besoin de prendre du temps, de faire des pauses, tandis que d'autres plus actifs enchaînent les activités, sans s'autoriser un seul temps mort. Les premiers sont souvent à la traîne ; les autres sont dans toutes situations, en tête de peloton. Il en est de même concernant notre évolution spirituelle. Les plus « éveillés » devront faire preuve de tolérance vis-à-vis de ceux, dont l'évolution paraît plus lente, car nous ne sommes pas tous programmés de la même façon, ni pour le même parcours. Aller à son propre rythme relève du respect et de l'amour de soi. L'acceptation de la différence fait se déculpabiliser, face à un cheminement que l'on considère plus rapide.

Il est absolument nécessaire à l'équilibre de chacun de définir les contours de l'espace, qui lui est réservé. Cet espace de liberté est propre à chacun et indispensable à son bien-être. On ne peut se laisser l'empiéter, sans un jour le revendiquer violemment, car pouvoir y respirer librement est de l'ordre du vital.

Les envies sont ce qui nous met « en vie » ; souvent elles font peur, car elles présentent une part d'inconnu ! Lorsqu'elles sont prises en compte et réalisées, elles sont sources d'épanouissement et souvent l'occasion d'un dépassement de soi. Les remiser dans un coin de son cerveau revient à se trahir. S'aimer, c'est se rendre libre pour d'autres horizons, en se faisant confiance et en s'ouvrant à la vie. C'est aussi se faire plaisir.

- se reconnaître

Donner un sens à l'expression « reconnaître sa valeur » embarrasse bon nombre d'entre nous. Se reconnaître sous-entend, que l'on se prenne en compte et s'attribue importance et réelle valeur. Reconnaître sa valeur, c'est essentiellement avoir conscience de ce que l'on est, avant même de ce que l'on fait.

La conscience de qui nous sommes, c'est-à-dire des êtres spirituels incarnés mais immortels, dotés d'un potentiel immense facilite grandement la reconnaissance de notre valeur intrinsèque et permet de nous aimer.

Se reconnaître, c'est aussi prendre conscience de ses atouts, de ses qualités, de son potentiel d'action et s'en féliciter ! Pour la plupart, nous sommes peu admiratifs de nos domaines de compétence ou d'excellence. Peut-être est-ce notre culture judéo-chrétienne, qui fait qu'inconsciemment on s'interdit toutes formes de fierté de soi ? Il semble de bon ton pour les judéo-chrétiens de culpabiliser de ne pas être parfaits, plutôt que de valoriser ses talents ou de se vouer admiration pour ce qui a été développé et dépassé dans l'adversité. L'évaluation de ses talents n'excluant nullement de rester objectif, quant à ses limites ou impossibilités.

Ne pouvoir se reconnaitre revient à se nier, à s'attribuer ni valeur, ni importance. Se nier, c'est refuser le bien fondé de son incarnation, au point de vouloir inconsciemment rayer sa propre existence. Il n'est rien de plus violent que d'estimer, que l'on est rien.

-se réserver du temps pour s'exercer à la créativité

Nous sommes nés pour créer, pour exprimer une part de soi. Nous sommes tous sans exception des créateurs, dont le besoin fondamental est de se révéler dans sa créativité. Pour cela, il convient de se laisser porter par l'élan émergeant du plus profond de soi. En exprimant notre originalité, notre beauté, notre génie au travers de nos créations, nous triomphons de nous-mêmes. Nous sommes tous sans exception capables de cela. Un mental trop fort et omniprésent fait obstacle à la créativité, en interdisant à l'âme d'exprimer sa dimension. L'art sous toutes ses formes est facteur de paix et de bien-être, car il nous touche au plus profond ; on pourrait le comparer à une thérapie de pleine conscience, axée sur le moment présent et concentrée sur une activité bien définie. Tout ce qui sollicite l'intense concentration fait resserrer l'attention et focaliser notre présence à l'instant. L'implication de nos cinq sens ainsi que les fortes concentrations requises pour la création ont pour effet de mettre le mental en sourdine, pour permettre d'entrevoir une part de soi encore inconnue. C'est ainsi, que l'art donne véritablement accès à la part inexplorée de l'être.

- se donner de l'amour, de la bienveillance

Nous exigeons souvent des autres ce que nous sommes incapables de nous attribuer en termes d'attention, de bienveillance, de respect ou d'amour. C'est parce que nous ne nous donnons pas d'amour, que nous sommes dans une quête effrénée de preuves d'amour de la part de notre entourage ; cette soif d'amour jamais étanchée finit généralement par lasser et faire fuir. L'être humain est comparable à une coupe sans fond, qui même alimentée régulièrement de toutes formes d'amour venant de l'extérieur, se vide inlassablement. Si cette même coupe s'alimente d'amour de soi par son fondement, tel un geyser, elle sera indéfiniment remplie à en déborder. C'est en réalité un vide abyssal, que nous voulons combler grâce à l'autre, mais il n'en sera rien, tant que nous n'aurons pas répondu, nous-mêmes à nos besoins fondamentaux.

- recouvrer sa liberté d'être

L'amour inconditionnel de soi rend fort, pour se sevrer de toute dépendance à l'autre ou addiction et ainsi se libérer.

Le Graal, n'est-il pas de recouvrer sa liberté et son autonomie, pour vivre sa souveraineté, jusqu'à se sentir bien en sa propre compagnie ? Ces besoins fondamentaux de liberté, d'autonomie et d'indépendance sont hélas bien souvent, totalement étouffés par les peurs. L'âme s'incarnant vient effectuer une initiation, en vue d'un programme d'évolution bien particulier. Ainsi, nul n'est en droit d'interférer ou d'interagir dans la vie d'autrui ; de même qu'en aucun cas, on ne doit se laisser dicter sa vie par qui que ce soit. Prétendre savoir ce qui est bon pour l'autre est parfaitement présomptueux et non avenu. Il n'y a que soi, qui soit en mesure et en droit de savoir, ce qui est bon pour soi. Contrairement à la conception de la relation à l'autre, adoptée majoritairement par notre société, personne ne nous appartient et nous n'appartenons à personne. Bien souvent, notre peur de rester seul ou même notre incapacité à faire cavalier seul nous fait supporter les affres d'une autorité pesante et envahissante, qui laminent et entament la joie de vivre, tout en creusant l'ornière du mal-être puis de la maladie. Dès lors que la joie de vivre s'estompe, il est urgent de reprendre son pouvoir, qu'on a lâchement abandonné à l'autre. S'aimer procure l'assurance d'être aimé et l'aisance dans la relation à l'autre. En s'aimant, on se sent fleurir à l'image du petit enfant, qui s'épanouit dans un contexte d'amour et de considération. Comme dit la chanson, notre force est d'aimer ! S'aimer n'exclut pas d'aimer tous les êtres de races, couleurs et confessions différentes, ni même les animaux, ni la nature dans son ensemble, bien au contraire ! Car l'amour se démultiplie indéfiniment comme un grain, qui à lui seul en génère des dizaines… et ainsi de suite.

La sécurité intérieure

La sensation de bien-être et de sécurité requiert de s'extraire de tout contexte déstabilisant.

Comme nous l'avons vu précédemment, les peurs, les angoisses, les inquiétudes engendrent un stress dévastateur, autant mental que physique. En effet, les catastrophes de plus en plus nombreuses et rapprochées, le chômage, les factures que l'on n'arrive plus à payer, la peur de perdre ce que l'on a construit, la crainte de la précarité ont pour effet de créer un climat anxiogène et envahissant ; et c'est l'accumulation de ces stress qui ruine la santé. Tout cela est palpable et reconnu !

Par ailleurs, il est un stress beaucoup plus sourd, intangible mais tout aussi dévastateur car il colle véritablement à l'esprit, que l'on appelle sentiment d'insécurité intérieure. L'inquiétude ou l'anxiété se conçoit aisément, lorsque l'on vit dans un contexte, où l'argent fait défaut mais pour certains ce sentiment subsiste, alors qu'ils sont largement pourvus matériellement.

Alors pourquoi ? Si ce sentiment de peur, ressenti intérieurement et rationnellement inexplicable nous hante, c'est que notre système sécuritaire de référence, auquel nous apportons crédit est faussé à la base ; nous le plaçons à l'extérieur, alors qu'il réside à l'intérieur de nous. La référence à ce système totalement illusoire, qui ne crédite que ce que l'on voit, ce que l'on entend, ce que l'on touche ou perçoit nous rend vulnérables et nous insécurise. Hélas, pour la grande majorité, nous fonctionnons comme

St Thomas, célèbre pour son incrédulité. En effet, nous croyons, qu'un matelas financier conséquent nous mettra à l'abri de tout besoin et nous sécurisera pour toujours. Ceci n'est qu'illusion, puisqu'un vol ou un incendie peut nous déposséder d'une partie ou de toute notre fortune. Un empire immobilier ou financier, si colossal soit-il, peut s'effondrer à l'occasion d'une conjoncture défavorable. La rétrospective de certains vécus l'atteste. De même que nous pensons, qu'un conjoint aux solides répondants peut nous sécuriser à vie. Or, il n'est pas exclu que ce partenaire richissime, sur lequel on a misé se lasse et parte sans rien laisser. Il est vain de poursuivre de telles chimères, car elles dispersent jusqu'à nous perdre complètement, puisque la Réalité susceptible de nous sécuriser à vie est en nous. Tant que nous n'aurons pas appréhendé cette sécurité intérieure, nous ne serons jamais en paix. Soyons comme les petits oiseaux, qui ne manquent de rien, alors qu'« *ils ne moissonnent, ni ne récoltent* ».

Ce qui sécurise, c'est la foi indéfectible en la Vie, en cette énergie d'amour, qui nous réserve le meilleur. C'est lorsque nous ferons référence à cette Réalité, que nous nous sentirons protégés. La conscience de cette dimension protectrice en soi visse à jamais le socle de la sécurité intérieure.

La joie

Nous avons tous expérimenté, que l'état joyeux procure une réelle impression de légèreté, doublée d'un sentiment de bien-être. Alors, pourquoi ne pas faire pétiller la joie, en s'ouvrant à la vie, aux dons dont elle nous gratifie et porter un toast à notre santé, qui est notre lot à tous ?

La joie s'acquière au contact de petites choses de la vie, sur lesquelles on pose un regard conscient, élevé et emprunt de gratitude ; ainsi la beauté d'une fleur, la complexité de sa forme, son parfum ne peuvent qu'émouvoir et rendre joyeux, tout comme le chant de l'oiseau, annonçant le printemps nous met de bonne humeur. De même, la musique peut procurer chez certains un état jubilatoire.

Pour être en joie, il faut aimer la Vie. L'aimer, parce qu'elle fait partie intégrante de notre être, qu'elle circule en nous, que nous la respirons. L'aimer, parce qu'elle est omniprésente, qu'elle nous sécurise, qu'elle nous offre toute la beauté du monde et nous comble de son abondance ! Reconnaître la vie dans son immense générosité est facteur de bien-être et met en joie. On se donne la possibilité d'être joyeux, en valorisant le bon côté de la vie et en mettant bout à bout des petits bonheurs, qu'on serait tenté de qualifier d'insignifiants.

« Il suffit d'apprécier chaque moment et de le sacrer comme l'un des meilleurs moments de sa vie » pour produire l'état joyeux, qui, comme l'aimant attire et rassemble.

L'humour et le rire découlant de cet état font du bien, car ils détendent aussi bien l'humeur que le corps et les organes ; ce qui est bon pour la santé !

A l'image du vin, le rire porte à l'ivresse et allège des lourdeurs de l'existence. De même, qu'au travers du prisme de l'humour, on peut voir les difficultés se dégonfler, tel un ballon de baudruche. Lorsque plus rien ne va, il faut s'efforcer de sourire pour volatiliser la morosité. Sourire, dès le matin ouvre la fenêtre à la bonne humeur et au mieux être. Le rire, en entraînant à la fête rend hommage à la Vie.

Le bonheur

Le bonheur n'est pas une destination mais un périple jalonné de petits trésors.

« Il n'y a pas de meilleur temps pour être heureux, que maintenant ! Vivez et appréciez le moment présent. »

On goûte le bonheur, lorsqu'on savoure les délices de la vie, l'oisiveté réparatrice, la beauté de la nature, la douceur de la relation à soi et à l'autre ainsi que la paix.

Christophe André, dans son livre, *« N'oublie pas d'être heureux »*, invite à développer sa conscience, en s'exerçant à affuter son regard sur ce qui va bien et à le noter, en vue d'élever son niveau de bien-être et de bonheur. Outre les entraînements réguliers, qu'il préconise pour mettre en mouvement des automatismes cérébraux, il incite à la gratitude, à se contenter de ce que l'on a, ainsi qu'à limiter ses niveaux d'ambition toujours plus grands. Ne banalisons jamais les instants furtifs de bonheur car ce sont eux, qui forgent notre capacité à être heureux, en se sentant privilégiés de les vivre ou de les avoir vécus.

Être dans l'instant présent et voir au-delà de l'ordinaire, l'extraordinaire qui s'y cache, ouvre la porte au bonheur. En revanche, se mettre en quête pour le trouver empêche de le vivre pleinement. Le bonheur est de tous les instants, là même, où on ne le soupçonne pas. D'ailleurs, Lama Guendune Rimpoché a écrit à ce propos :

« Le bonheur ne se trouve pas avec beaucoup d'effort et de volonté, mais réside là tout près, dans la détente et l'abandon. », car il fait partie intégrante de notre état d'esprit.

Le paradis ne se mérite pas, mais se vit. C'est pour cette raison, qu'il est bon de s'alléger de l'inutile, pour ne garder que le plus précieux.

La souffrance

Il n'est pas nécessaire de souffrir ; il n'y a aucune gloire à tirer de la souffrance, car *« la souffrance ne grandit pas ; c'est ce qu'on en fait, qui peut grandir l'individu »*.

Le collectif issu de la culture judéo chrétienne considère la souffrance ou la pauvreté, comme des vertus louables et récompensées par un paradis bien mérité. Or, aucun écrit sacré n'a jamais fait mention d'un tel chemin de croix sur terre.

Cependant, la raison profonde de la souffrance est de délivrer un enseignement capital, pour parfaire l'évolution de l'être ; c'est pourquoi, elle ne doit être ni ignorée ni rejetée. La difficulté s'avère nécessaire, puisqu'elle vient bousculer une routine stérile, dans laquelle on s'est volontiers installé des années durant. S'ensuivent inévitablement des prises de conscience, qui n'auraient peut-être jamais eu lieu sans un bouleversement émotionnel.

A ce propos, Omraam Mikhaël Aïvanhov dit que : « *Si vous souffrez, en sachant comprendre cette souffrance, par laquelle le ciel veut vous transformer, il sortira de vous un être exceptionnel* ».

C'est en cela, que l'on peut affirmer, que la souffrance est initiatique car, dès lors qu'elle est comprise dans sa raison d'être, elle fait apparaître des trésors, jusqu'alors insoupçonnés. Si nous lui demeurons sourds, elle enflera pour mieux se faire comprendre. Certains choisiront de rester pelotonnés dans l'ornière de la douleur, plutôt que de saisir l'opportunité d'un éclairage sur leur vie. Est-ce par pur obscurantisme ou pour en tirer inconsciemment un quelconque bénéfice ?

Boris Cyrulnik parle de résilience, comme étant la capacité à rebondir en dépit des adversités et à en extraire la substantifique moelle. C'est d'elle que le message de la souffrance prendra tout son sens.

« *L'esprit calme apporte la force intérieure et la confiance en soi,
et c'est très important pour la bonne santé.* »

Dalaï Lama

Conclusion

Tout part de soi

Tout part de soi et c'est véritablement une force !

Comme nous l'avons vu précédemment, nous sommes créateurs de notre réalité, ce qui fait de nous des maîtres en puissance, dotés d'immenses pouvoirs, comme celui de récupérer la santé ou de changer le cours de sa vie.

La conscience de cette puissance nous renforce d'un sentiment de sécurité et nous dope d'une confiance inébranlable en la vie, qui fait avancer et franchir les obstacles, devant lesquels on serait ordinairement tenté de capituler. Mais, ce pouvoir de création implique l'entière responsabilité de notre vie, car nous l'avons formatée par nos pensées, paroles ou croyances et orientée par nos choix.

Rappelons-nous que l'entourage n'est en rien responsable de ce qui se passe dans notre vie et nous, nullement victimes de situations indésirables mais bel et bien acteurs à 100 %. Si nous endossons cette entière responsabilité et acceptons, que ce que nous subissons est juste car conforme à un plan supérieur, nous libérerons l'énergie nécessaire à la transformation de ce qui est à l'origine de notre souffrance. La paix intérieure, issue d'un émotionnel apaisé s'obtient à la faveur de l'exploitation des indicateurs précités, mis à notre disposition.

Par ailleurs, il est illusoire et vain de vouloir changer l'autre ; c'est l'erreur que nous commettons tous. Le changement de comportement d'autrui ne sera effectif, que si nous entamons d'abord notre propre réforme intérieure. Gardons à l'esprit, que l'autre interfère dans notre espace le plus intime uniquement pour nous faire évoluer.

La résolution de toute relation conflictuelle ne devrait s'envisager qu'au travers d'une introspection, visant à identifier le traitement que l'on se réserve, sachant que ce que l'on expérimente au quotidien se calque exactement à son intériorité.

En effet,

- si l'on souffre d'incompréhension ou d'une écoute peu attentive de la part de son entourage voire même de mépris, c'est que de tout évidence, on a sacrifié sur l'autel du reniement une partie de soi, cherchant vainement à s'exprimer.

- si l'on traîne un sentiment permanent d'abandon, peut être devrait-on se demander quelle part de soi on délaisse ? Est-ce la partie créatrice reliée à l'âme ? Est-ce son propre pouvoir, que l'on abandonne à l'autre ? Ou est-ce la place, que l'on n'a pas su prendre ?

- si l'on se sent souvent rejeté, il faut se demander ce que l'on rejette en soi. Est-ce son incarnation, que l'on n'accepte pas ? Ou est-ce sa partie féminine, sa féminité ou son homosexualité, que l'on refoule ?

- si l'on subit des humiliations, il est fort probable que l'on émette à son encontre des pensées dévalorisantes voire humiliantes, comme « je suis nul, incapable» ou bien d'autres choses de cet ordre.

- ou bien, si l'on éprouve un sentiment d'injustice récurrent dans sa vie, c'est que l'on se comporte injustement vis-à-vis de soi, en ne s'accordant ni la priorité ni l'importance, que l'on se doit et que l'on mérite.

Toutes ces questions posées dans la plus grande honnêteté visent à empêcher l'ego de nous leurrer dans la rancune ou le ressentiment, ainsi qu'à nous libérer pour avancer ; les résistances d'un égo trop fort, ne voulant rien lâcher nous tiraillent intérieurement, alors que l'âme aspire à la paix, à l'amour et au pardon. Nous portons aussi la responsabilité de cette dualité intérieure, face à ce qui se joue dans le monde ; les guerres ne sont en fait que la conjonction de révoltes ou de conflits intérieurs, ressentis individuellement. Sachant que notre chaos intérieur se reflète dans le désastre planétaire, il est urgent que chacun accomplisse sa part.

De même que le monde en pâtit lorsqu'on se néglige, l'humanité bénéficie de la bienveillance, que l'on s'attribue ; ce que l'on apaise ou guérit en soi est apaisé ou guéri au plan collectif. La crise, que vit le monde est une invitation au changement individuel. Chacun à son niveau, grâce aux transformations de sa propre conscience est l'acteur d'un monde meilleur. A contrario, en se freinant dans sa propre évolution, on freine celle de l'humanité. Tel le colibri, qui accomplit sa part en apportant sa petite goutte d'eau, pour éteindre l'incendie de forêt, on peut participer à la paix dans le monde, en apaisant sa dualité intérieure. En se transformant, l'homme élève son propre taux vibratoire et par effet de contagion, celui de la planète entière.

Que faire, quand les choses bloquent ?

Dans l'absolu, les choses de la vie devraient s'articuler simplement, couler limpidement sans accrocher quoique ce soit au passage. Lorsque les situations prennent une tournure compliquée, c'est que la vie veut nous faire entendre un message. Au lieu de se révolter contre tout ce qui ne va pas comme on le souhaiterait, pourquoi ne pas se mettre à l'écoute de notre petite voix intérieure, désireuse de nous faire emprunter une autre voie ? Le passage en force est toujours une perte d'énergie et l'assurance de se perdre dans des méandres hasardeux. La sagesse invite au contraire à se mettre en mode « ouverture », afin de capter l'information ou la proposition susceptible de débloquer la situation.

Lorsque la vie personnelle, professionnelle ou affective ne convient plus, il est indispensable de faire un point, pour identifier son ressenti face à la situation présente, évaluer ce qui n'est plus juste pour soi, ce avec lequel on n'est plus en accord. Un temps est ensuite nécessaire, pour s'imaginer dans la situation susceptible de nous épanouir ou de nous rendre heureux. Si le ressenti, à l'issue de cette visualisation semble positif (car il aura généré enthousiasme, légèreté ou joie), il faut sans plus tarder prendre la décision de changer de cap. Ce ressenti ne trompe jamais, car il provient de l'âme. Se conformer à l'intuition libère des énergies fluides et légères, menant vers des horizons insoupçonnés.

L'obstacle peut contribuer à révéler des talents, jusque là inexplorés. La Vie supportant mal que l'on étouffe une envie ou que l'on refoule un don organise des barrages successifs, jusqu'à ce que nous nous conformions à l'appel de notre âme. Toute résistance face aux changements incontournables proposés par la Vie peut à terme conduire à des problèmes de santé ; c'est en effet, par la maladie que le corps réagit aux cris de l'âme non entendue.

Nous sommes des créateurs, dont les talents et les dons doivent être mis au service de l'humanité.

Tout est en soi

Au-delà de toute autre considération, nous sommes avant toute chose des êtres spirituels, incarnés pour vivre une expérience humaine, ayant pour unique objectif, l'évolution de l'âme.

La dimension spirituelle faisant partie intégrante de l'être, on ne peut s'abstraire de toute forme de spiritualité sans se nier. La spiritualité ne s'apparentent en rien au besoin religieux, qu'implique la religiosité.

C'est en faisant référence à sa dimension intérieure d'amour et de perfection, que l'être peut s'exprimer dans sa suprématie.

Comme il a été dit plus haut, nous sommes potentiellement puissants, sans en avoir réellement conscience et au-delà de ce que nous pouvons imaginer. L'humain peut se comparer à un gland possédant en son sein tout le potentiel pour devenir un chêne, qu'il reste accroché à sa branche ou qu'il soit en terre. Si les conditions optimales à son développement ne sont pas réunies, il restera à l'état de gland mais toujours potentiellement un chêne, alors qu'une fois planté dans le terreau favorable à sa croissance, il exprimera après une succession de métamorphoses la force, la solidité et le rayonnement du chêne.

Cette énergie de transformation, qui fait d'un gland un chêne couve en chaque être vivant.

L'humain, pour exprimer toute sa dimension doit être conscient de cette puissance incommensurable, l'honorer et s'y connecter. C'est dans le silence de la méditation, d'un retour à soi, que l'on perçoit la faible lueur de cette gigantesque énergie de vie, sur laquelle on soufflera jour après jour, pour l'embraser de toutes flammes.

Nous nous égarons dans la quête extérieure d'une forme de graal, alors que nous portons en nous, certes bien enfoui le trésor tant convoité, que constitue cette force de vie et d'amour, dont l'émergence est conditionnée par la foi indéfectible en la vie, la paix et la sécurité intérieures.

Nous sommes malades,
car nous ignorons qui nous sommes.

Ignorer, que nous sommes des êtres puissants au-delà de tout, nous enferme impitoyablement dans la geôle du manque de confiance en soi, nous infectant d'une infinité de comportements toxiques (jugements, dépendance, soumission à l'autre ou jalousie), alors que notre essence même est d'être libre, autonome et souverain.

De même, que nous avons la connaissance à portée d'intuition, nous préférons par manque de confiance en référer à autrui. Tout cela revient à nier notre être profond dans sa toute puissance.

De ce mépris naît la souffrance de l'âme et de cette souffrance intérieure découle le mal être. Tout être ignoré ou rejeté ne s'étiole-t-il pas par manque de considération, de reconnaissance ou d'amour ?

A force de souffrances récurrentes, l'âme saigne et le corps se vide progressivement de son énergie de vie ; c'est ainsi que la maladie gagne du terrain.

En clair, ignorer l'essence même de ce que nous sommes, nous enracine profondément dans le manque de confiance en soi, de mésestime et de désamour de soi, ce qui génère un mal-être émotionnel, lui-même responsable de perturbations physiques.

Nous tombons malades, car nous ignorons
que nous sommes dignes de respect et d'amour,
avant tout pour ce que l'on EST :
Des êtres spirituels, potentiellement dotés
d'une puissance incommensurable.

Notre croyance étant que plus on en fait, plus on est aimable (digne d'être aimé) explique pourquoi nous sommes toujours déçus du peu de résultat, car comme l'a merveilleusement exprimé le philosophe,

> *« On goûte à l'amour de ce que l'on est*
> *et non de ce que l'on fait ».*

> *Soyons reconnaissants et fiers de ce statut spirituel,*
> *faisant de nous des détenteurs de pouvoirs immenses,*
> *capables entre autre de rester en santé et d'auto guérison.*

Reprenons le pouvoir sur notre santé, plutôt que d'attendre passivement tout de la médecine, car comme nous avons pu créer la maladie, nous pouvons créer la santé.

Nous l'avons compris, tout traitement purement physique, non accompagné parallèlement d'une compréhension de soi ne s'inscrit pas durablement dans le temps et n'est que temporaire. Seule, la compréhension des schémas structuraux et des modes de fonctionnement, qui ont conduit à la maladie, féconde la métamorphose nécessaire à la guérison durable.

Comme l'enfant, qui se sent mal aimé va mal, **nous allons mal car nous ne nous aimons pas.**

Le mal profond, qui nous habite est en réalité un manque d'amour de soi abyssal, en étroite relation avec un vide identitaire ou existentiel, ressentis par chacun à des degrés divers.

La paix intérieure, résultant de la réappropriation de la partie oubliée ou maltraitée de soi, de la conscience de qui nous sommes, ainsi que du respect et du soin apportés à notre corps contribue durablement au bien-être et à la santé.

La vie n'étant qu'un passage sur terre,
célébrons-la par une santé florissante.

Je terminerai mon propos par la pensée du Dalaï Lama, répondant à la question : « qu'est ce qui vous surprend le plus dans l'humanité ? » par ces mots :

« Les HOMMES... parce qu'ils perdent la santé pour accumuler de l'argent, ensuite ils perdent de l'argent pour retrouver la santé.

...Et à penser anxieusement au futur, ils oublient le présent de telle sorte, qu'ils finissent par ne plus vivre ni le présent ni le futur...

Ils vivent comme s'ils n'allaient jamais mourir...et meurent comme s'ils n'avaient jamais vécu ».

*Ne soyons donc pas des zombis, qui passent à côté
de leur vie en oubliant de vivre,
car la Vie vaut vraiment la peine d'être vécue,
dans ce qu'elle offre de plus beau et de plus inattendu !*

*Je crois que le plus beau cadeau
que l'on se fait à soi
ainsi qu'au monde
est d'être en bonne santé.*

Sommaire

Bibliographie

L'alimentation ou la 3ème médecine – Docteur J. Seignalet - collection Ecologie Humaine

L'alimentation vivante, miracle de la vie – Michèle Karen Werner – édition Soleil

Les clefs de notre bien-être par la Naturopathie – Sylvie Bertin - Edition du Dauphin

Votre santé se cache au coeur de cellules – Docteur Claude Lagarde – Edition Jouvence

Les antioxydants – Danièle Festy – Leduc Edition
Guérir – David Servan Schreiber – Edition Robert Laffont

Régénération intestinale – Daniel Kieffer – Jouvence

Comment revivre par le jeûne – Maigrir, éliminer, se désintoxiquer- Le guide du jeûne autonome – Dr H. Lützer – Terre vivante

La santé et le bien-être – les 7 lois spirituelles du succès - Deepak Chopra

L'Alchimiste – Sur le bord de la rivière Piedra – Je me suis assise et j'ai pleuré – Paulo Coelho

Le métier d'homme – Le philosophe nu - La construction de soi - Alexandre Jollien

Comment j'ai mis en pratique la vérité - Emilie Caddy

Ma bible des aliments qui soignent - Alix Lefief - Delcourt

L'amour, la médecine et les miracles - Docteur Bernie S. Siegel

La maladie cherche à me guérir - Dr Philippe Dransart

Le grand dictionnaire des malaises et des maladies-Jacques Martel

N'oublie pas d'être heureux – Christophe André